Band Diet

S라인 몸매를 만드는 **밴드 다이어트**

초판 1쇄 발행 _ 2009년 10월 5일
초판 6쇄 발행 _ 2013년 11월 10일

지은이 _ 두상기
감수 _ 선우섭
펴낸이 _ 명혜정
펴낸곳 _ 도서출판 이아소

디자인 _ 고희선
사진 _ 박홍순
일러스트 _ 장순영
모델 _ 최현희, 김동률, 김태영, 연소윤
제품협찬 _ 나음케어, 나이키

등록번호 _ 제311-2004-00014호
등록일자 _ 2004년 4월 22일
주소 _ 120-841 서울시 마포구 서교동 487 대우미래사랑 1012호
전화 _ (02)337-0446 팩스 _ (02)337-0402

책값은 뒤표지에 있습니다.
ISBN 978-89-92131-20-9 13510

도서출판 이아소는 독자 여러분의 의견을 소중하게 생각합니다.
E-mail _ m3520446@kornet.net

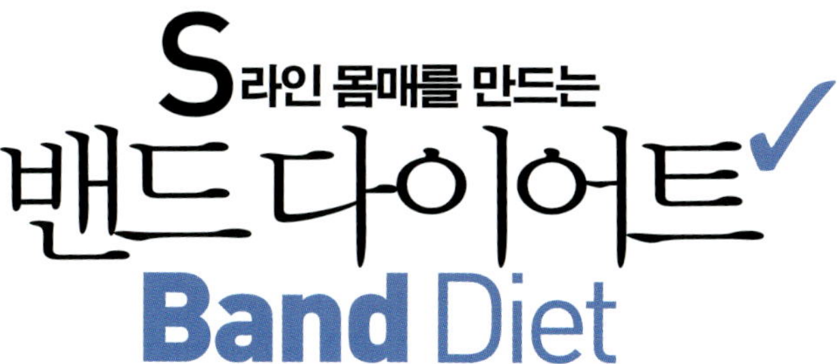

두상기 지음 | 선우섭 감수

이아소

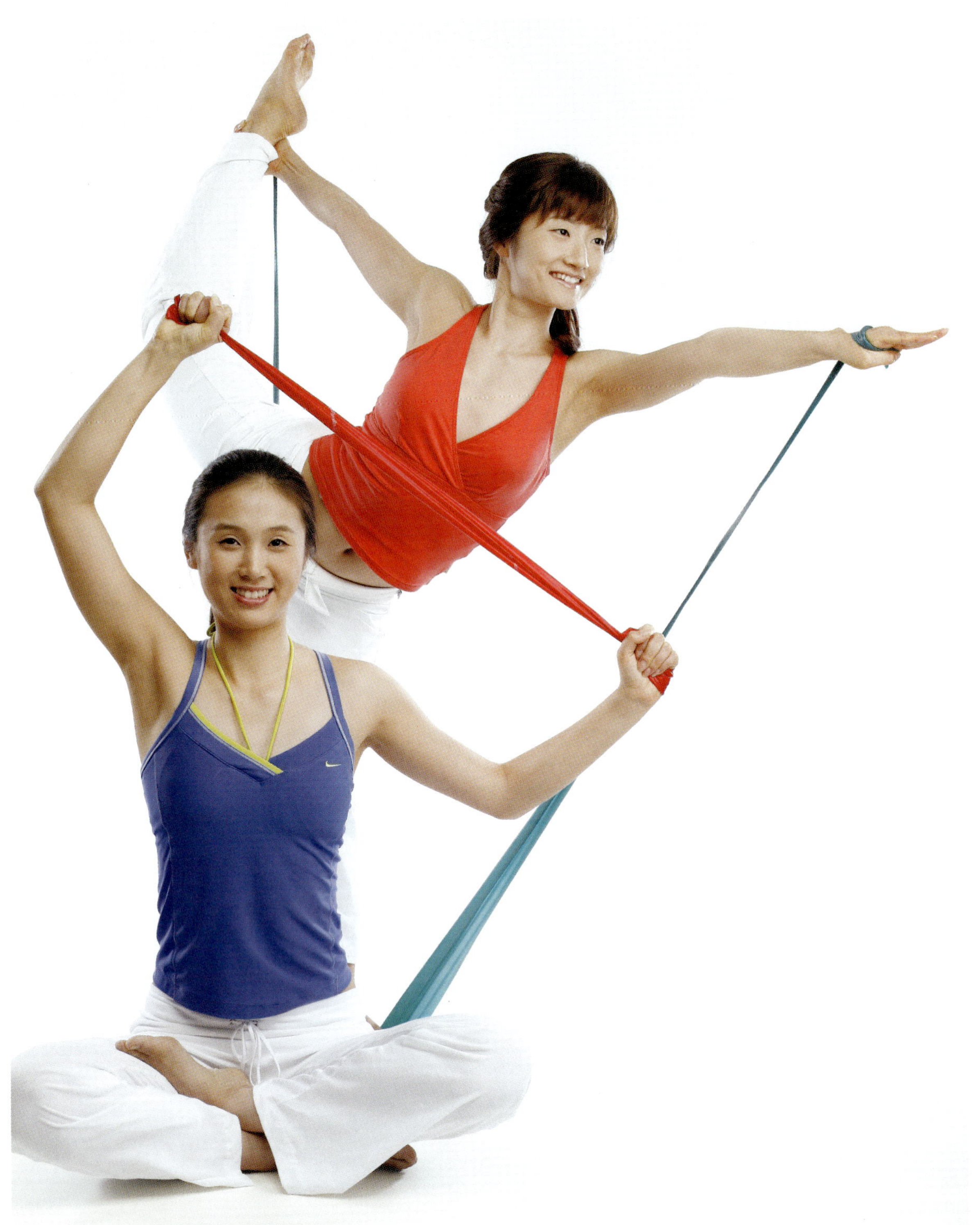

미국, 유럽 등에서 최고 인기 트렌드로 떠오른
밴드 다이어트는

BAND DIET

여성스러운 몸매를 살려주는
근육 트레이닝과 몸의 기초대사를 올려주는 스트레칭, 유연성을 높여주
는 요가와 필라테스가 결합된 신개념의 피트니스 프로그램이다. 언제 어
디서나 간단히 할 수 있다. 단순히 체중을 줄이는 것이 아니라
체지방을 쉽게 빼주어 '더 이상 살찌지 않는 아름다운 몸'
을 만들어준다.

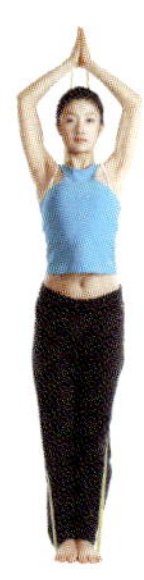

날씬해지고 싶다는 것은 모든 여성들의 소망이다. 그래서인지 다양한 다이어트 방법들이 쏟아져 나오고 있다. 무조건 굶거나, 식사량을 극도로 제한하거나, 먹는 것만으로 살이 빠진다는 다이어트 약을 복용하기도 한다. 또, "10kg 무조건 감량 보장"이라는 말에 솔깃해 업체에 비싼 돈을 지불하기도 한다. 여러분도 한번쯤은 이런 다이어트를 시도했을 것이다.

그러나 살을 뺀다고 식사를 엄격하게 제한하거나, 닥치는 대로 운동을 하면 오히려 역효과가 난다. 일시적으로 몸무게는 줄었다 해도, 다이어트를 멈추면 금세 체중이 늘어나게 된다. 그러면 또다시 다이어트를 시작한다. 이런 과정을 되풀이하다 보면 체지방이 늘어나 거꾸로 살이 찌기 쉬운 몸으로 되어버린다.

다이어트의 본질은 단순히 체중계의 눈금을 줄이는 것만이 아니라, 건강을 유지하면서 체지방을 낮추는 것이다. 그러려면 칼로리를 소모시키는 근육을 키워 '먹어도 더 이상 살찌지 않는 몸'을 만드는 것이 무엇보다 중요하다.

이런 의미에서 밴드 다이어트를 소개하는 책이 국내에도 나오는 것이 무척 다행스럽다. 밴드 다이어트는 여성스러운 몸매를 살려주는 근육 트레이닝과 몸의 기초대사를 올려주는 스트레칭, 유연성을 높여주는 요가와 필라테스가 결합된 신개념의 피트니스 프로그램이다. 밴드 하나만 있으면 누구나 언제 어디서라도 할 수 있고, 간단히 살을 뺄 수 있다. 밴드를 이용해 동작을 천천히 하는 것으로 근육을 효과적으로 단련시킨다.

근육 하면 흔히 우락부락한 보디빌더를 떠올리기 쉽다. 미리 말해 두지만 여성들은 일부러 키우려 해도 우락부락해질 수 없다. 그러니 안심해도 좋다. 오히려 여성들은 체지방이 줄고 몸의 라인이 아름답게 살아나게 된다. 게다가 칼로리 소모율이 높아진다. 근육 있는 여성들은 한 발짝을 걸어도 근육 없는 여성에 비해 칼로리 소모량이 훨씬 높다. 굶지 않아도 몸무게는 저절로 떨어지게 되는 것이다.

흔히 살을 빼기 위해 걷기나 조깅 같은 유산소 운동을 한다. 그러나 유산소 운동의 결정적 문제는 칼로리 소모 효과가 지극히 낮다는 데 있다. 땀 뻘뻘 흘리며 45분을 걷는다 해도 200칼로리밖에 소모되지 않는다. 커피숍에서 쉽게 즐기는 조각케이크의 칼로리만도 400칼로리인데 말이다. 해법은 결국 무산소 운동이다.

하지만 근육을 키운답시고 무거운 덤벨이나 바벨을 들어 올리는 것이 여성들로서 부담스럽기 짝이 없다. 때문에 내가 평소 살을 빼려는 분들에게 반드시 권하는 것이 밴드 운동이다. 다이어트에 성공하려면 무산소 운동은 선택이 아니라 필수다.

이 책의 저자인 두상기 선생은 현재 여성들의 아름다운 몸매를 디자인하는 세계적인 피트니스 그룹 '발리 토털 피트니스 클럽'의 마스터 트레이너로 활약하고 있다. 에어로빅 국가대표 선수를 역임했을 뿐만 아니라 감독으로서도 풍부한 경험과 지식을 겸비하고 있다. 이 책에는 밴드 다이어트에 관한 그의 풍부한 경험과 노하우가 녹아 있다. 일반인들이 간편하게 활용할 수 있으면서도, 과학적인 프로그램의 핵심을 조금도 놓치지 않아 아주 믿음이 간다.

이 책에서 소개한 밴드 다이어트 프로그램을 하루 15분, 일주일에 2~3회 정도 하다 보면 근육이 효과적으로 단련되어 확실하게 살을 뺄 수 있다. 각자의 상황이나 여건에 따라 체계적으로 구성된 기본 프로그램, 부위별 집중 프로그램, 5분 스트레칭을 활용하다 보면 온몸의 군살이 자연스레 없어지고 여성스런 부드러운 몸의 곡선과 볼륨감이 되살아날 것이다.

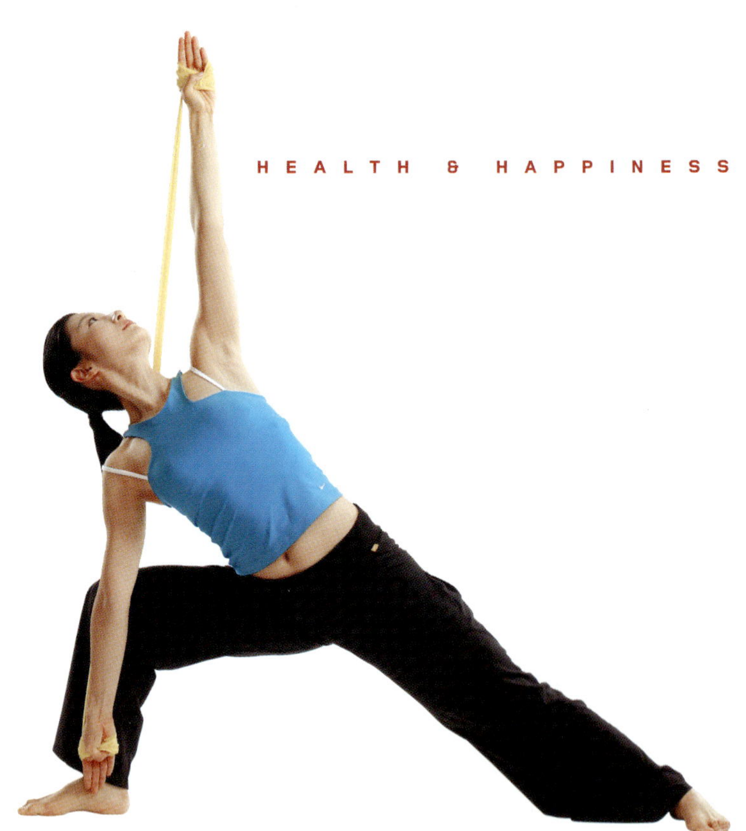

HEALTH & HAPPINESS

감수의 글 ｜ 선우섭 박사(경희대학교 스포츠의학전공 교수, 스포츠과학 연구원장)

프롤로그
날씬해지자! 나는 충분히 그럴 가치가 있다

'밴드 다이어트'를 성공시키는 비결

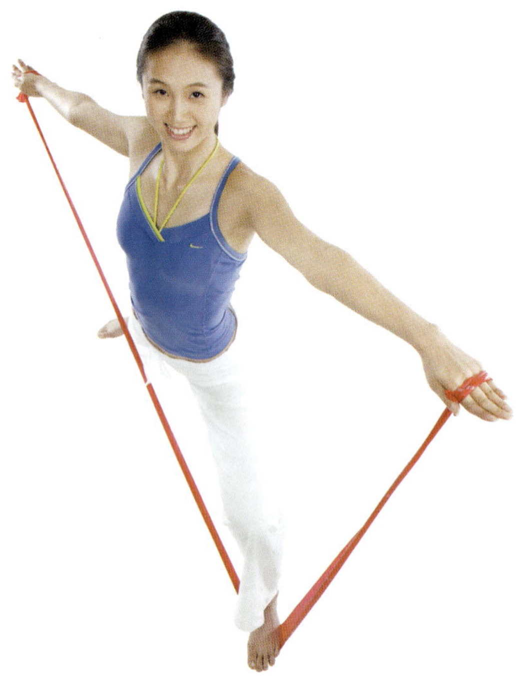

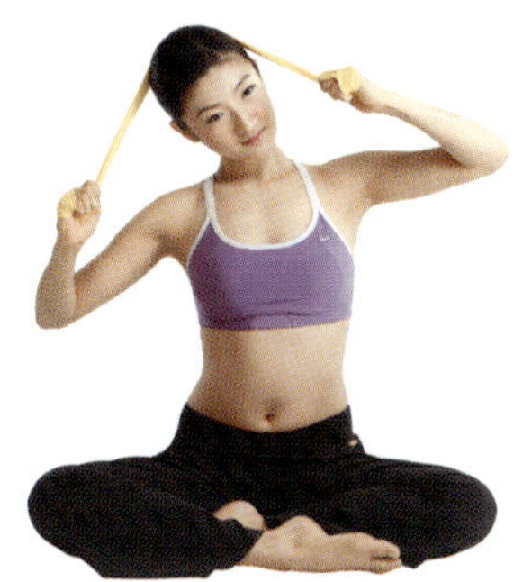

뱃살을 쏙, 허리를 잘록하게 빼준다

모델처럼 늘씬한 다리를 만든다

팔을 매끈하게 해준다

엉덩이를 섹시하게 올려준다

가슴을 탄력 있게 모아준다

어깨선이 예뻐진다

뒷모습이 아름다워진다

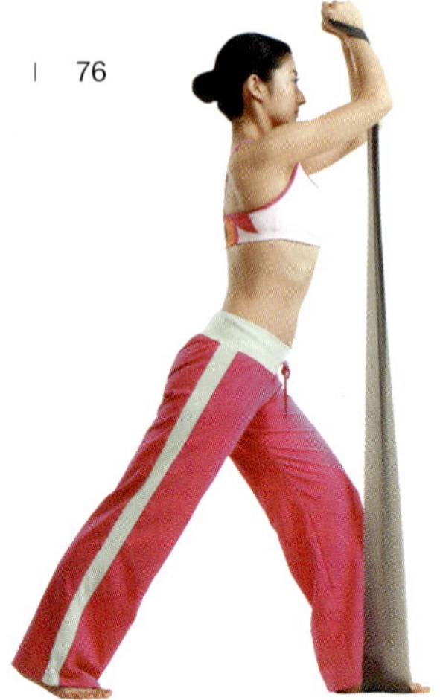

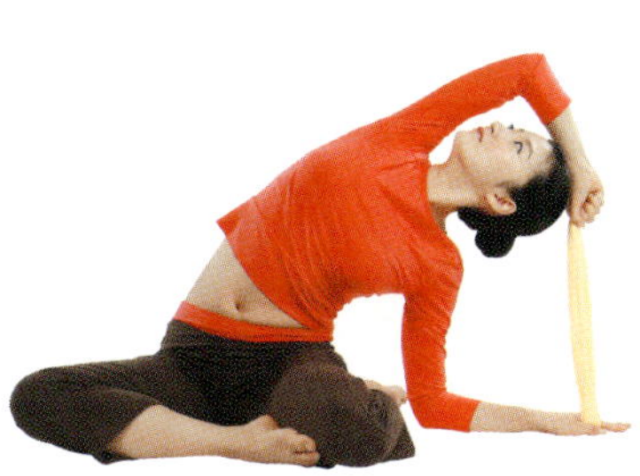

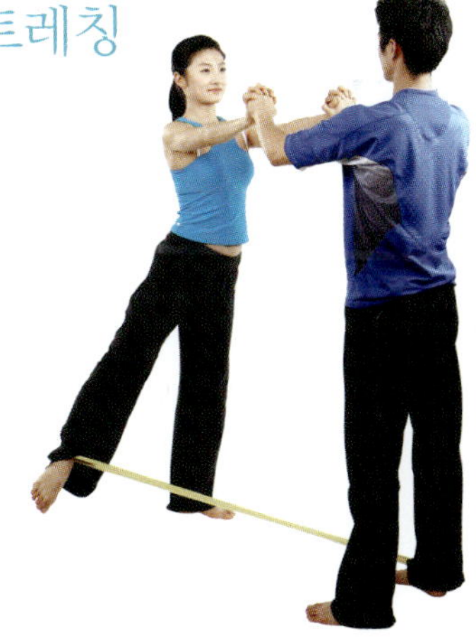

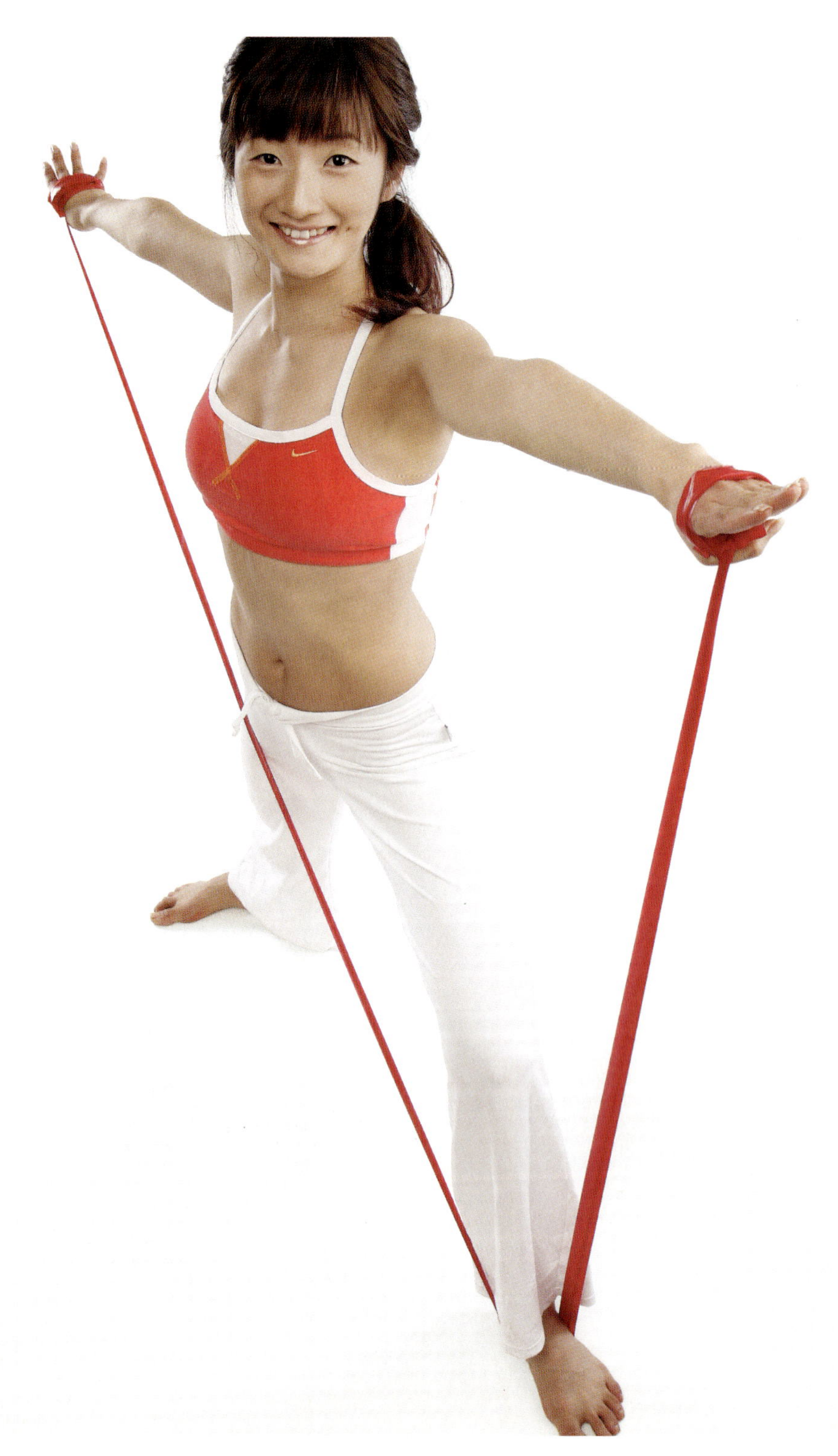

날씬해지자!
나는 충분히
그럴 가치가 있다

밴드 다이어트를
꼭 해야 하는 5가지 이유

예쁘게 살이 빠진다

밴드 다이어트는 여성스러운 몸매를 살려주는 근육 트레이닝과 몸의 기초대사를 올려주는 스트레칭, 유연성을 높여주는 요가와 필라테스가 결합된 신개념의 피트니스 프로그램이다. 밴드 다이어트를 하면 근육이 생겨 살이 예쁘게 빠진다. 근육을 키우면 기초대사가 올라가고 지방이 감소한다. 게다가 체지방을 분해하는 성장호르몬의 분비가 왕성해지기 때문에, 평소와 같은 식사로도 쉽게 살이 찌지 않는 몸이 된다.

자세를 바로잡으면 키가 커지고 날씬해진다

새우등처럼 굽은 자세를 바로잡다 보면 안 쓰던 근육이 자극되어 날씬해진다. 또한 키도 더 커보이게 된다. 밴드 다이어트의 장점은 자연스럽고 바른 자세를 유지할 수 있게 해준다는 것이다. 자세가 좋아지는 것만으로도 날씬해지는 효과를 얻을 수 있다.

성장호르몬이 분비되어 피부가 아름다워진다

밴드 다이어트를 하면 성장호르몬의 분비가 왕성해진다. 성장호르몬은 우리 몸의 성장을 촉진하는 호르몬으로 근육과 뼈 등의 성장을 도와 체지방을 분해할 뿐만 아니라 피부를 아름답게 하는 효과도 있다.

어깨 결림, 냉증, 변비, 요통을 해소한다

밴드 다이어트는 무조건 체중을 줄이는 것이 아니라, 근육을 만들어 지방을 낮추는 다이어트이다. 식사를 제한하거나 굶는 방식이 아니므로 체력 저하를 걱정하지 않아도 된다. 오히려 적당한 정도의 근력이 생기기 때문에 몸이 건강해진다. 신체의 불균형도 해소되어 어깨 결림이나 생리통, 변비, 요통, 냉증 등도 개선된다.

더 이상 살찌지 않는 몸을 만든다

근육의 양을 늘리면 기초대사량이 늘어난다. 기초대사는 숨을 쉬거나 체온을 조절하는 등 우리 몸이 살아가기 위해 기본적으로 필요한 에너지를 말한다. 기초대사가 낮으면 체온을 유지하기 위해 피하지방을 늘린다. 아름다운 몸을 만들고 싶다면 근육의 양을 늘려라. 그러면 평소 생활만으로도 많은 에너지를 소비할 수 있다. 근육이 늘어나면 쉽게 피로해지지 않고 몸에 탄력이 생긴다.

미국과 유럽의 최고
인기 트렌드, 밴드 다이어트

미국, 유럽 등에서 최고의 인기 트렌드로 떠오른 밴드 다이어트. 하루 15분으로 당신의 몸을 가꾸고 살을 뺄 수 있다. 밴드를 이용하는 동작이 몸의 모든 근육을 자극하여 운동효과를 거둘 수 있다. 피트니스 세계에 혁명을 일으킨 밴드 다이어트 프로그램을 지금 당장 실천해보자. 당신의 허리선을 잘록하게, 엉덩이를 탄력 있게, 배를 쏙 들어가게 해줄 것이다.

동작을 대충 눈속임할 수 없다

밴드 다이어트는 척추를 올바르게 교정해준다. 동작을 하면서 대충 눈속임하는 것이 매우 어렵기 때문이다. 척추와 주변 근육이 잘 배열되도록 도와주어 자세가 좋아지도록 한다. 밴드 다이어트를 시작하고 나서 일주일이 지나면 서 있을 때 더 키가 커지고, 자세의 균형과 중심이 잡히는 것을 느끼게 될 것이다. 이 같은 몸의 변화는 비록 체중은 조금밖에 줄지 않았다 해도 날씬하게 보이도록 해줄 것이다.

단순하지만 효과 만점인 피트니스

밴드 다이어트는 효율적이고 효과적이며 즐거운 운동이다. 복부, 등, 허리, 엉덩이 등 중심근육에 집중하여 한번에 다양한 근육들을 쓰는 동안, 몸의 균형과 근육의 협동 운동을 향상시키면서, 내 몸에서 안 좋은 곳들을 튼튼하게 만들 수 있다.

유연성과 힘을 동시에 향상시킨다

밴드 하나로 덤벨이나 바벨, 또는 운동기구를 이용해서 하던 근육 트레이닝과 스트레칭을 할 수 있다. 덤벨과 마찬가지로, 근육이 밴드가 가진 탄력에 저항하기 위해 운동하게 된다. 밴드는 앞으로, 뒤로, 옆으로, 비틀거나, 돌리거나 어떤 방향으로도 움직이기 때문에, 기존의 운동법들보다 훨씬 더 다양한 동작으로 근육을 단련할 수 있다. 밴드는 머리부터 발끝까지 안팎으로 아름다운 몸을 만드는 것을 도와준다.

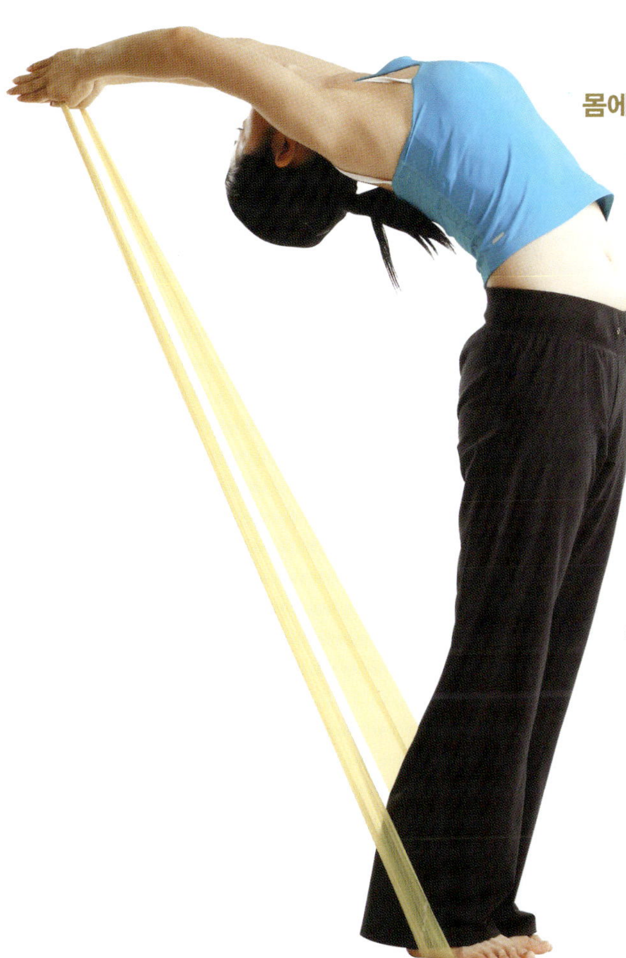

몸에 무리가 가지 않는다

밴드는 평소 잘 쓰지 않던 다양한 근육을 자극한다. 자세를 잡기 위해 밴드를 잡아당기고 느슨하게 하는 동안 다양한 근육을 사용하게 되기 때문이다. 그럼에도 밴드는 관절에 부담을 주지 않는다. 탄력이 있기 때문에, 부드럽게 잡아당겼다가 놓을 수 있어서 근육과 관절을 다치게 하는 갑작스러운 충격을 막아준다.

내가 원하는 곳이 바로 피트니스센터가 된다!

밴드 하나면 언제 어디서나 운동할 수 있다. 밴드만 있으면 내가 원하는 곳이 바로 피트니스센터! 회사에서도 틈틈이 해보자. 무거웠던 몸이 가벼워지는 것은 물론 업무 능률이 올라갈 것이다. 휴대가 간편하고, 운동 효과가 높은 밴드 하나가 당신의 몸을 완전히 바꿔놓을 것이다.

성공하는 다이어트의 키워드는 무산소 운동

이제 확실하게 살을 빼고 싶다면, 여성도 근육 트레이닝을 해야 한다. 근육 트레이닝 하면 울퉁불퉁한 근육을 떠올리지만 밴드 다이어트를 하면 여성스러운 몸매가 더욱 살아날 것이다.

흔히 식사를 제한하거나 체지방을 줄인다는 보조제를 먹는 다이어트가 실패하는 이유는 단지 체중을 줄이는 것만을 목표로 하기 때문이다. 중요한 것은 '체중'이 아니라, '체지방'을 낮추는 것이다.

다이어트 하면 걷기, 조깅 등 유산소 운동을 떠올린다. 그러나 확실히 살을 빼고 싶다면, 우선은 근육을 키우는 것이 중요하다. 근육은 몸속에서 지방을 태우는 가장 큰 기관이다. 따라서 근육이 늘어나면 대사가 올라가고 지방도 태우기 쉬운 몸으로 바뀐다. 이제 다이어트에 성공하고 싶다면 근력을 키워주는 무산소 운동인 밴드 다이어트를 시작하자!

누구라도 확실하게 살을 빼준다

밴드 하나로 시작할 수 있는 단순하면서 효과적인 프로그램이다. 근육 트레이닝 등의 무산소 운동이 다이어트에 효과적이라고는 하지만 무거운 덤벨이나 바벨을 올렸다 내렸다 하는 것은 힘들어 보인다. 아마도 이런 이유로 무산소 운동의 효과를 알면서도 선뜻 시작하지 못하는 사람이 많을 것이다.

밴드 다이어트는 여성스러운 몸매를 살려주는 근육 트레이닝과 몸의 기초대사를 올리는 스트레칭이 결합된 신개념의 피트니스 프로그램이다. 밴드를 이용해 동작을 천천히 하는 것으로 근육을 효과적으로 단련시킨다. 다른 근육 트레이닝에

비해 쉽게 할 수 있는 데다 그것과 똑같은 효과를 얻을 수 있다. 또한 '밴드 다이어트'는 기초대사를 올려 더 이상 살찌지 않는 아름다운 몸을 만들어준다.

하루 15분, 주 2~3회면 OK!

밴드 다이어트는 매일 운동을 하는 것이 부담스러운 사람들과 따로 시간을 내기 힘든 바쁜 사람들에게 좋다. 빠른 시일 내에 효과를 보겠다고 매일 운동을 하면 근육이 성장할 시간이 없다. 따라서 몸을 쉬게 하는 것도 중요하다. 하루 운동하고 다음 날 쉬는 것이 이상적이다. 주 2회라도 괜찮다. 하루 15분 정도면 충분하므로 아침이나 잠들기 전에 빈 시간을 이용해서 할 수 있다. 회사에서 동료들과 함께한다면 더욱 즐겁게 할 수 있다.

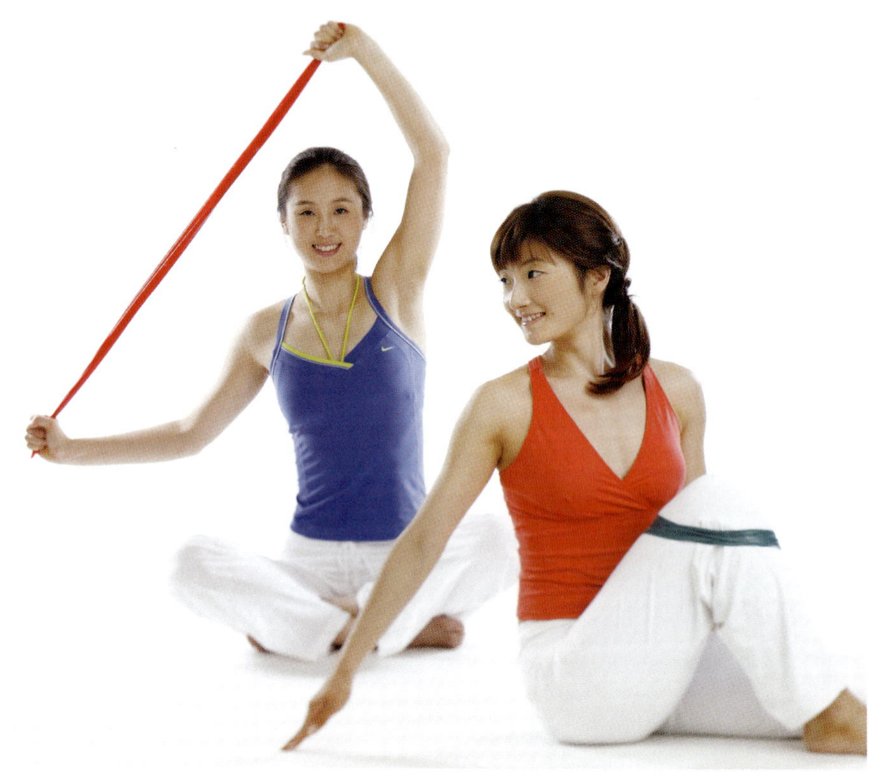

유산소 운동과 짝을 지으면 훨씬 효과가 좋다

밴드 다이어트를 하면 성장호르몬의 효과로 몸은 지방이 타기 쉬운 상태가 된다. 효과는 그 후 몇 시간 계속된다. 따라서 밴드 다이어트를 한 후에 몸을 움직이거나 걷기나 조깅 등 유산소 운동을 하면 지방 분해 효과는 극대화될 것이다. 단, 유산소 운동을 한 후 밴드 다이어트를 하면 성장호르몬 분비가 억제되어 효과가 감소되므로 주의하도록 한다.

가만히 있어도 체지방이 타기 쉬워진다

하루에 우리가 사용하는 총 에너지 중 숨을 쉬거나 체온을 조절하는 등 생명을 유지하는 데 필요한 기초대사가 차지하는 비율이 크다. 운동을 하지 않은 날은 총 에너지 소비량의 약 70% 정도가 기초대사라고 한다. 그 기초대사의 대부분이 근육에 의해 사용되는 것이기 때문에 밴드 트레이닝으로 근육량이 증가하면, 그만큼 기초대사가 올라가고 가만히 있어도 체지방의 연소를 증가시켜주는 것이다.

따라서 밴드 다이어트는 지방을 무턱대고 줄이는 것이 아니라 근육량을 늘리고 몸 자체가 자연스럽게 여분의 지방을 줄이는 방향으로 이끄는, 여성에게는 이상적인 체지방 감소법이라고 할 수 있다.

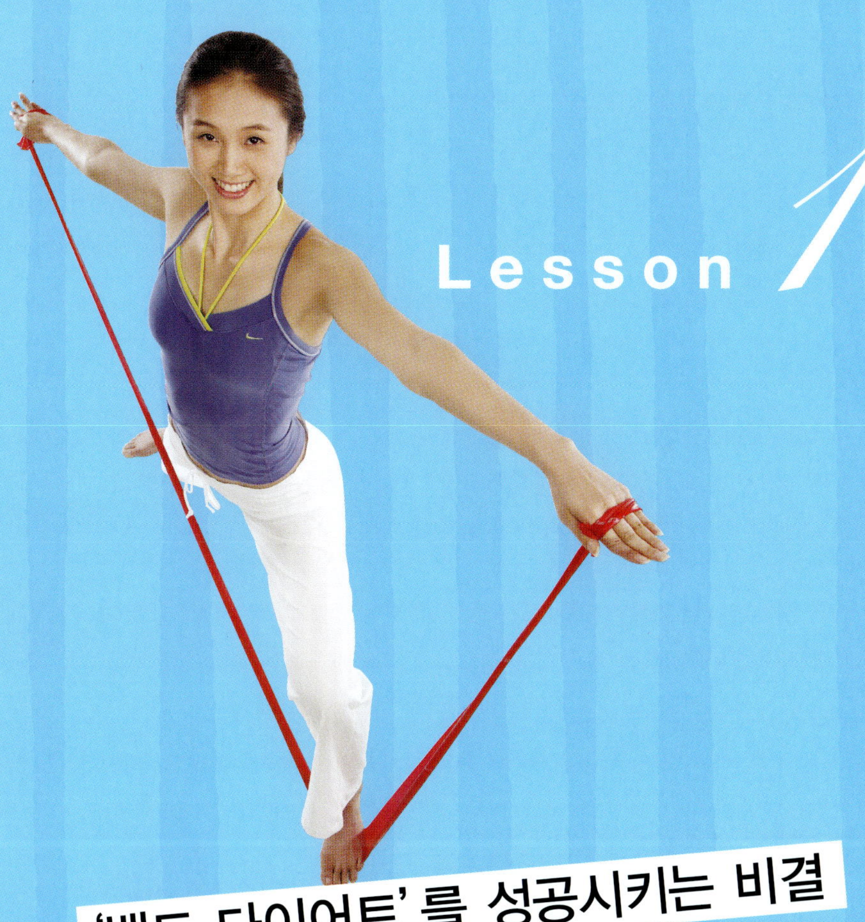

Lesson 1

'밴드 다이어트'를 성공시키는 비결

내 몸을
냉정하게 평가하자

자세를 바로잡으면 S라인이 되살아난다

몸의 좌우 균형이 잡혀 있는 사람은 아름다워 보인다. 그러나 대부분의 사람들이 걷는 법, 서는 법, 앉는 법 등 평소 잘못된 습관으로 인해 골격이 뒤틀려 자세가 흐트러져 있다. 이런 경우 군살이 붙기도 쉽다. 자세를 바로잡으면 날씬해질 수 있다. 또한 어깨 결림, 요통 등이 완화될 것이다.

내 몸은 어떤 유형인가?

골반이 안정되고 척추가 본래의 S자를 그리고 있는 자세가 이상적인 자세이다. 그러나 실제로는 대부분의 사람들의 자세가 바르지 않다고 한다.

균형이 잘 잡힌 체형. 아름다운 S자 척추!

이상적인 자세

골반의 기울기가 이상적으로, 상체가 골반 위에 바르게 얹혀 있다. 이에 따라 척추의 곡선도 자연스러운 S자를 그리고 있으므로 충격 완화 기능이 균등하게 이루어지고 있다. 근육의 경우도 앞뒤 근육의 균형이 잘 잡혀 있다. 골반의 위치가 이상적이므로 하반신이 받는 체중의 부담이 분산되어 몸이 제대로 지탱되고 있다.

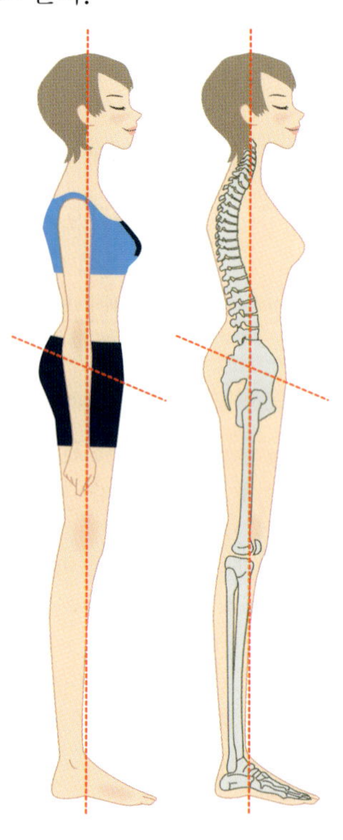

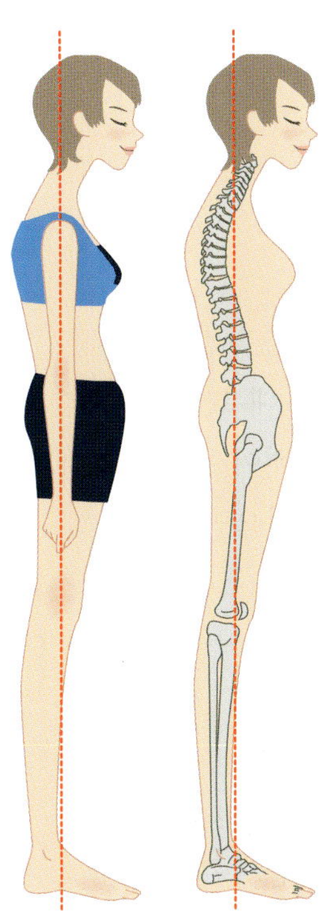

등이 굽은 유형 sway-back

골반 상부가 뒤쪽으로 기울어져 있기 때문에 상체가 골반 위에 제대로 얹혀 있지 않다. 척추도 약간 뒤쪽으로 기울어져 있어 반대로 두개골은 앞으로 돌출되어 있다. 또한 근육도 상반신을 무리하게 지탱하고 있기 때문에 넓적다리 뒤쪽이 부풀어 있다. 배와 등 근육이 약해져 등에 힘이 없고 아랫배가 볼록해진다. 엉덩이가 납작해지는 경향이 있다.

▶ 어깨 결림, 요통, 변비나 냉증이 생기고 대사가 악화된다. 앉은 자세로 하는 운동이나 복근을 사용하는 운동을 중점적으로 하면 자세 교정에 효과적이다.

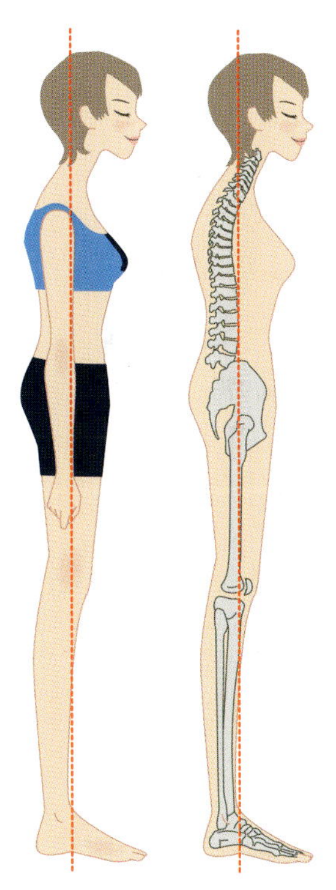

등이 편평한 유형 flat-back

골반이 조금 뒤쪽으로 기울어지고 얼굴이 앞으로 나와 있다. 척추의 곡선이 사라져 가동범위(움직일 수 있는 범위)가 줄어들어 있다. 근육의 경우 등이 굽은 유형과 비교하면 배는 다소 튼튼하지만, 딱딱해진 척추의 영향으로 등과 목 전체의 근육이 항상 굳어 있게 된다. 상반신을 넓적다리 뒤쪽으로 지탱하고 있으므로, 이 부분의 근육이 딱딱해져 있는 사람이 많다.

▶ 목이 결리거나 등이 아프기 쉽다. 목, 척추, 발목 관절이 굳어지게 되므로 척추를 움직이는 운동을 중점적으로 한다.

몸의 삐뚤어짐을 알아보는 체크리스트

우선 전신 거울에 위에서부터 실을 늘어뜨려 수직선을 만든다. 그런 다음 거울 앞
에서 완전히 옆으로 서서 10초 동안 제자리걸음을 한다. 복사뼈의 앞부분을 수직
선에 맞춰서 선다. 이때 복사뼈의 앞부분, 무릎 옆, 대퇴골 옆(엉덩이 측면의 튀어
나온 부분), 어깨의 가장 올라온 부분, 목의 측면이 일직선상에 있으면 이상적인
자세라고 할 수 있다. 거울 앞에서 자세를 체크한다. 몸의 측면을 볼 경우 혼자서
는 확인하기 어려우므로 가족이나 친구의 도움을 받는 것이 좋다. 거울을 보면서
리스트를 체크해보자.

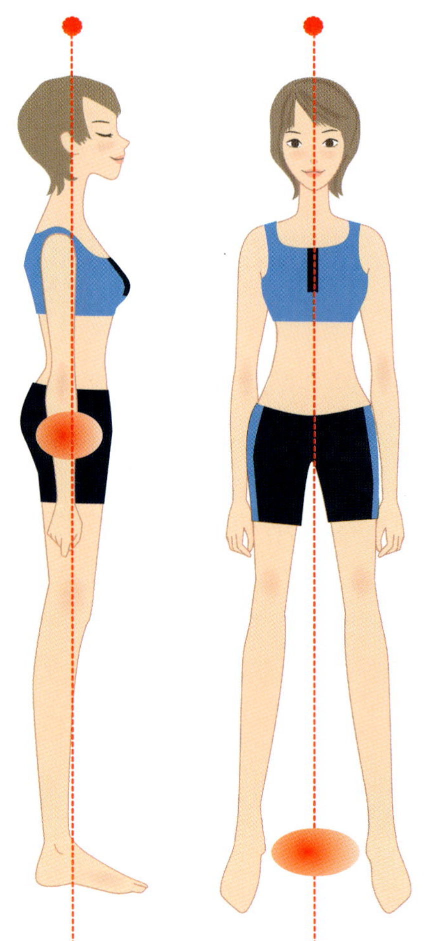

◀◀ 옆에서 체크할 때의 포인트

거울에 늘어뜨린 실을 복사뼈의 앞부
분에 맞춰서 서 보자.

◀ 정면에서 체크할 때의 포인트

거울을 향해 서서 옆에서 체크할 때와
같은 요령으로 그 자리에서 제자리걸
음을 한다. 실의 위치는 어깨 너비로
벌린 다리의 한 가운데에 오도록 한다.

정면

01 ☐ O형 다리 또는 X형 다리이다.

02 ☐ 팔과 옆구리 사이의 공간이 좌우 다르다.

03 ☐ 왼쪽과 오른쪽의 어깨 높이가 다르다.

04 ☐ 머리가 왼쪽 또는 오른쪽으로 기울어져 있다.

옆

05 ☐ 무릎이 굽어 있다.

06 ☐ 무릎이 너무 뻗어 있다.

07 ☐ 엉덩이가 처져 있다.

08 ☐ 아랫배의 앞과 넓적다리 앞면이 같은 선상에 있다.

09 ☐ 엉덩이보다도 등의 라인이 더 뒤쪽에 있다.

10 ☐ 허리의 굴곡이 없고 엉덩이까지 일직선이다.

11 ☐ 등의 라인이 일직선이다.

12 ☐ 얼굴의 위치가 앞으로 나와 있다.

생활습관

13 ☐ 어깨 결림, 요통이 있다.

14 ☐ 항상 같은 방향으로 다리를 꼬아서 앉는다.

15 ☐ 항상 같은 쪽 다리에만 체중을 싣고 서 있다.

16 ☐ 신발의 안쪽, 또는 바깥쪽만 닳아 있다.

17 ☐ 항상 같은 쪽의 어깨에 가방을 메고 있다.

결과

● 체크한 항목이 5개 이하인 사람 → 이상적인 자세에 가깝다.

당신은 이상적인 자세를 하고 있다. 단, 지금은 합격점이지만 나이가 들어감에 따라 중력에 의해 자세가 흐트러질 가능성은 있다. 특히 생활습관 항목에 체크를 많이 한 사람은 주의하도록 한다!

● 체크한 항목이 6개 이상인 사람 → 이미 자세의 뒤틀림이 두드러진 상태.

이미 이상적인 자세가 무너져 골격이 뒤틀려 있을 가능성이 높다. 이 중에서도 체크 항목이 10개 이상인 사람은 신속한 개선책이 필요하다. 생활습관을 고치면서 밴드 다이어트를 집중적으로 하도록 한다.

날씬해지고 싶다면
이것만은 잊지 말자

천천히 제대로 움직인다

밴드 다이어트의 포인트는 척추를 펴서 온몸을 바르게 하고 운동하는 동안 근육에 힘을 계속 가하는 것이다. 그러기 위해서는 하나하나의 동작을 천천히 해야 한다. 그러면 격렬한 근육 트레이닝과 맞먹는 운동 효과를 얻을 수 있다.

몸을 빨리 움직이면 자연스럽게 탄력을 받아 다음 순간 반동으로 순간적으로 근육에서 힘이 빠져나간다. 그러므로 근육의 힘을 빼지 않기 위해서 동작은 항상 '천천히' 하는 것이 중요하다.

잊지 말고 숨을 쉬어라

가슴을 펴고 깊게 숨을 쉬어라. 호흡과 몸의 동작은 깊은 관련이 있다. 근육 트레이닝에서는 근육이 수축할 때(힘이 들어갈 때) 숨을 내쉬고 근육이 이완할 때(힘이 빠질 때) 숨을 들이마신다. 즉, 밴드나 덤벨 등을 올릴 때 숨을 내쉬고, 내릴 때 코로 숨을 들이마신다. 숨을 내쉬면서 천천히 3초간 올리는 동작을, 그리고 숨을 들이마시면서 천천히 3초간 내리는 동작을 한다. 그러나 너무 호흡에 신경 쓰느라 동작에 의식을 집중하지 않으면 곤란하다. 우선은 자연스럽게 호흡하도록 한다. 단, 숨은 내쉬면 반드시 들이마셔야 하는 것을 잊지 말자.

횟수보다는 정확한 동작이 중요하다

기초대사를 향상시키는 근육을 발달시키기 위해서는 10~15회 반복할 수 있을 정도의 부하(負荷)가 적절하다. 밴드 다이어트도 가능한 한 이 횟수를 목표로 하도록 한다. 하지만 처음 시작할 때는 횟수나 강도에 연연하는 것보다는 안정되고 정확한 자세로 하는 것이 중요하다.

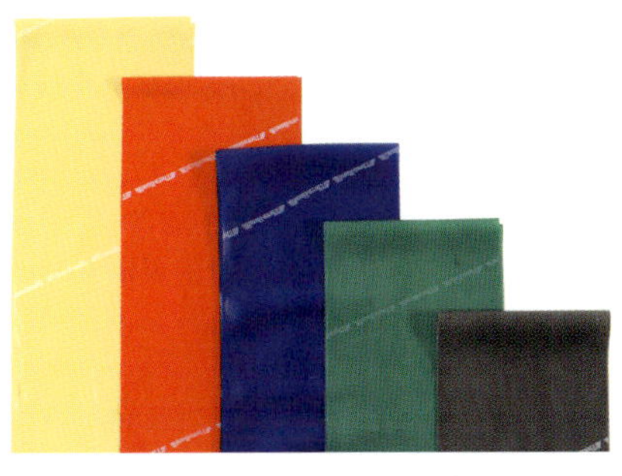

밴드 고르는 법

가장 좋은 밴드는 가장 단순한 밴드이다. 어느 정도의 넓이와 길이를 가진 밴드면 충분하다. 굳이 손잡이나, 스트레치 끈, 또는 기타 장식용 부속은 필요하지 않다. 운동 강도를 더욱 높이고 싶다면 밴드를 짧게 잡거나 이중으로 접어서 강도를 높일 수 있다. 또는 장력이 높은 밴드를 구입하도록 한다. 세라밴드의 경우 강도별로 노란색 〈 적색 〈 녹색 〈 청색 〈 검정색 〈 은색(강도가 낮은 순)의 밴드가 있다. 다이어트를 하려는 여성에겐 빨강색 밴드가 적당하다. 다양한 밴드가 있다면 팔 등 작은 근육은 저항이 작은 밴드를, 등이나 가슴 같은 곳의 큰 근육에는 저항이 더 큰 밴드를 쓸 수 있다.

밴드 다이어트를 할 때 주의해야 할 것들

❶ 동작을 천천히 한다. 밴드가 함부로 튕겨나가지 않게 한다.

❷ 밴드를 사용할 때는 액세서리 등 날카로운 물건을 피한다.

❸ 절대로 밴드를 얼굴로 향하게 하지 않는다.

❹ 밴드를 지나치게 잡아당기지 않는다. 남은 길이의 3배 이상을 당기면 안 된다.

❺ 밴드는 직사광선과 열기로부터 멀리한다. 밴드는 순한 비누와 물로 씻은 후 그늘에서 말린다.

❻ 바닥이 매끄럽거나 미끄럽지 않은 곳에서 운동하라. 카펫이나 요가매트를 이용하도록 한다.

❼ 맨발이 좋다. 양말을 신고 운동할 경우 발이 미끄러워 넘어지기 쉽다.

밴드를 손에 잘 쥐는 방법

❶ 밴드를 잘 펴서 손바닥에 오게 한다.

❷ 밴드를 2~3번 정도 감는다.(좀더 강하게 트레이닝하려면 3번 이상 감는다)

❸ 밴드를 꽉 쥔다.

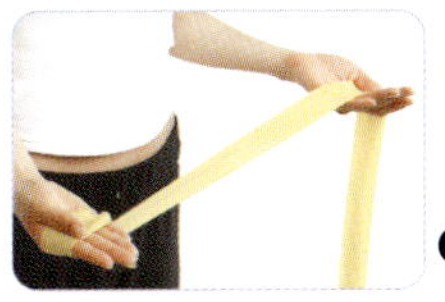

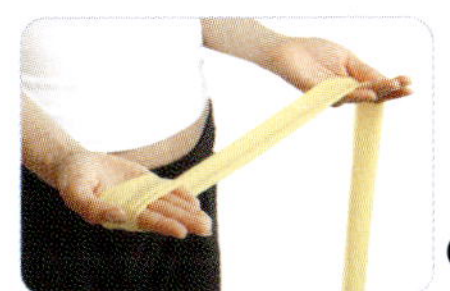

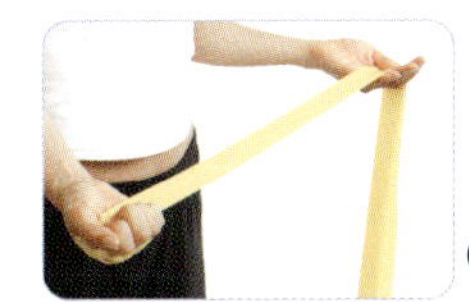

나에게 맞는
코스를 선택하라!

다이어트는 어딘가 무리를 하고 있으면 오래가지 않는다. 사람마다 체력이 다르기 때문에 나에게 맞는 프로그램을 찾는 것이 무엇보다 중요하다. 여기서는 밴드 다이어트의 세 가지 코스를 소개하겠다. 체력이나 라이프스타일을 고려하여 나에게 맞는 코스를 선택하자.

▎기본 코스 ｜ 주 2~3회로 센스 있게 살을 빼고 싶다

매일 꾸준히 지속하는 것이 어려운 사람, 바빠서 좀처럼 시간을 낼 수 없는 사람은 주 2~3회, 15분간 하는 이 코스를 추천할 만하다.
내용은 기본 프로그램대로 1세트를 실시한다. 조금 힘들지만 전신의 근육을 전체적으로 단련시킬 수 있으므로 효율은 최고라고 할 수 있다. ▶▶ Lesson 2로 가기

▎하프타임 코스 ｜ 체력에 자신이 없다

운동 부족으로 체력에 자신이 없거나 운동 습관이 몸에 배지 않은 사람은 기본 프로그램에서 4~5종목을 부위별로 골라 매일 5~10분간 하는 이 코스가 좋다. 10분이면 아침에도 밤에도 시간을 내기 쉽다. 틈틈이 5분 스트레칭을 해도 효과적! 매일 조금씩이라도 시간을 내어 나이스 바디를 만들자! ▶▶ Lesson 2, 3로 가기

▎집중관리 코스 ｜ 가장 빼고 싶은 부위를 집중 공략한다

허리를 잘록하게 하고 싶다, 다리를 날씬하게 만들고 싶다, 두 팔에 축 늘어진 살을 빼고 싶다…. 신경 쓰이는 부분을 집중적으로 빼기를 원하는 사람은 기본 코스나 하프타임 코스 후에 부위별 엑서사이즈를 추가하는 것이 좋다.
조금 힘들지만, 꾸준히 하면 스타일을 혁신할 수 있다! ▶▶ Lesson 4로 가기

동작을 할 때 어느 근육을 사용하는지 떠올려보자. 다이어트 효과가 높아질 것이다. 근육 이름을 군이 외울 필요는 없다. 내가 공략하고 싶은 근육의 위치와 얻을 수 있는 효과를 머릿속에 그려두도록 한다.

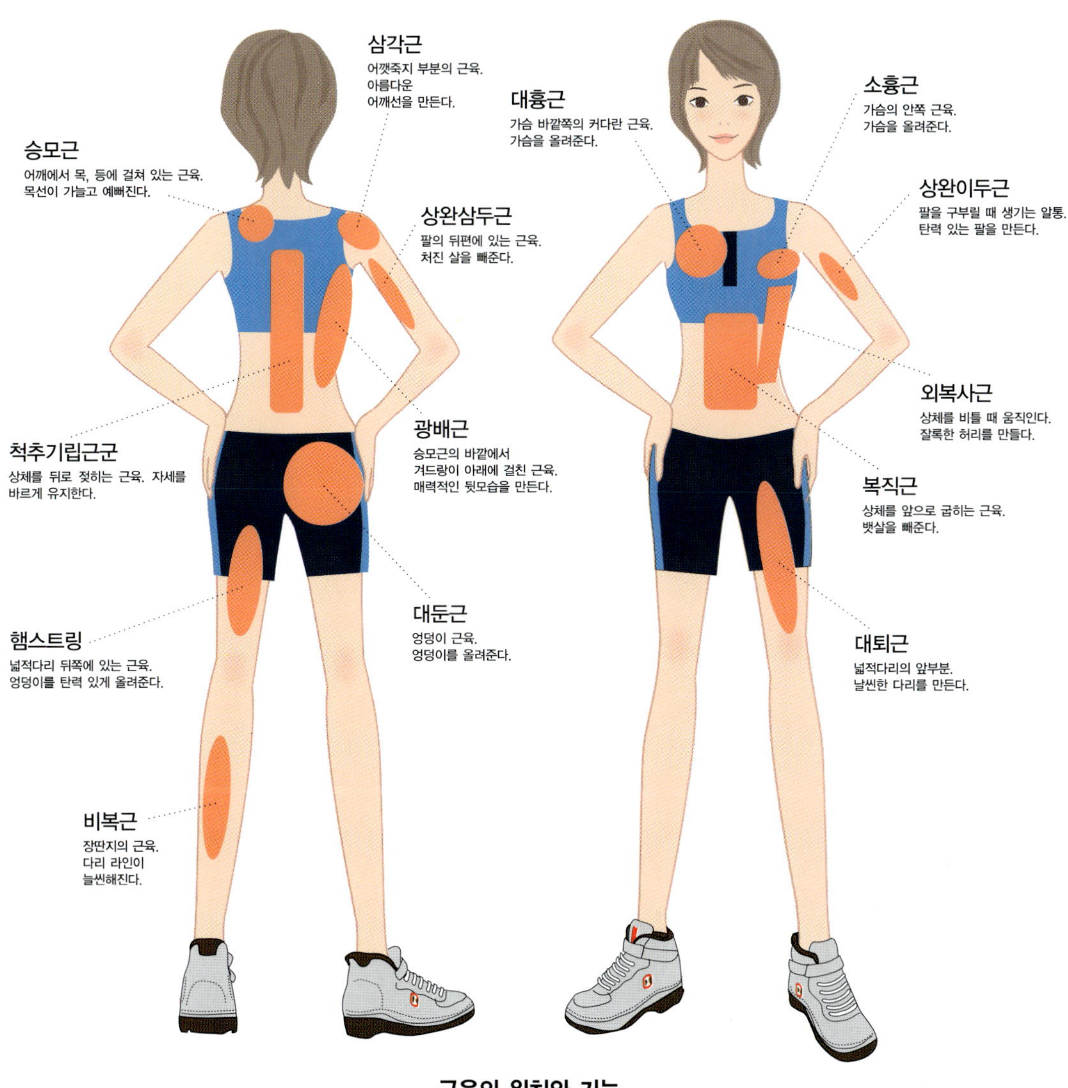

근육의 위치와 기능

Lesson 2

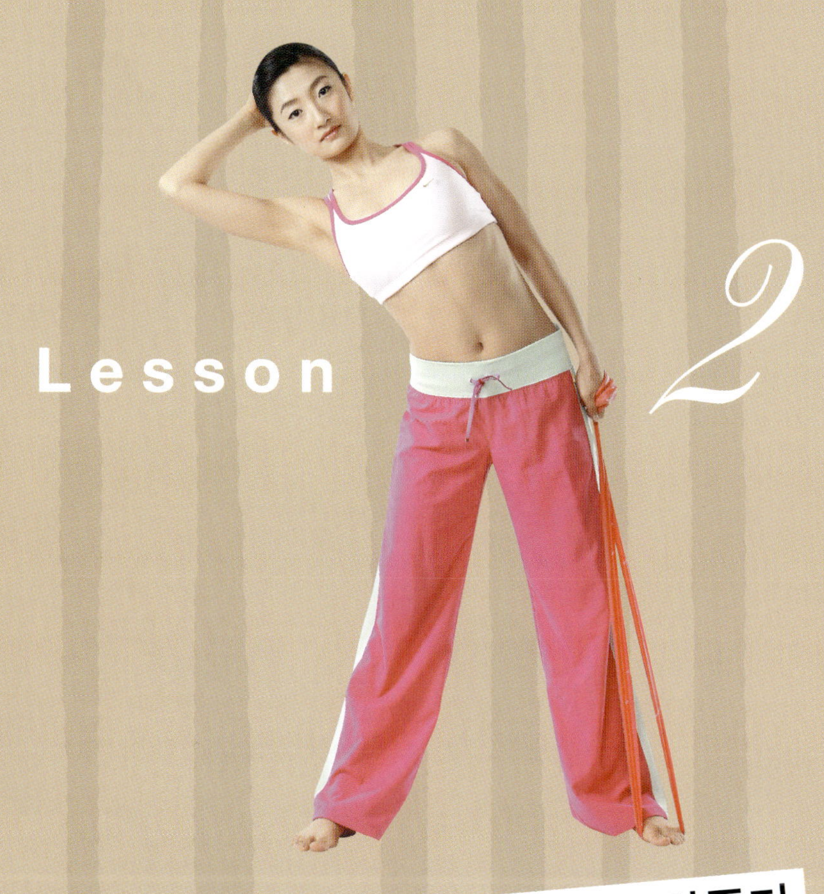

하루 15분, S라인 몸매를 만든다
기본 밴드 다이어트

S라인 몸매를 만드는
기본 밴드 다이어트

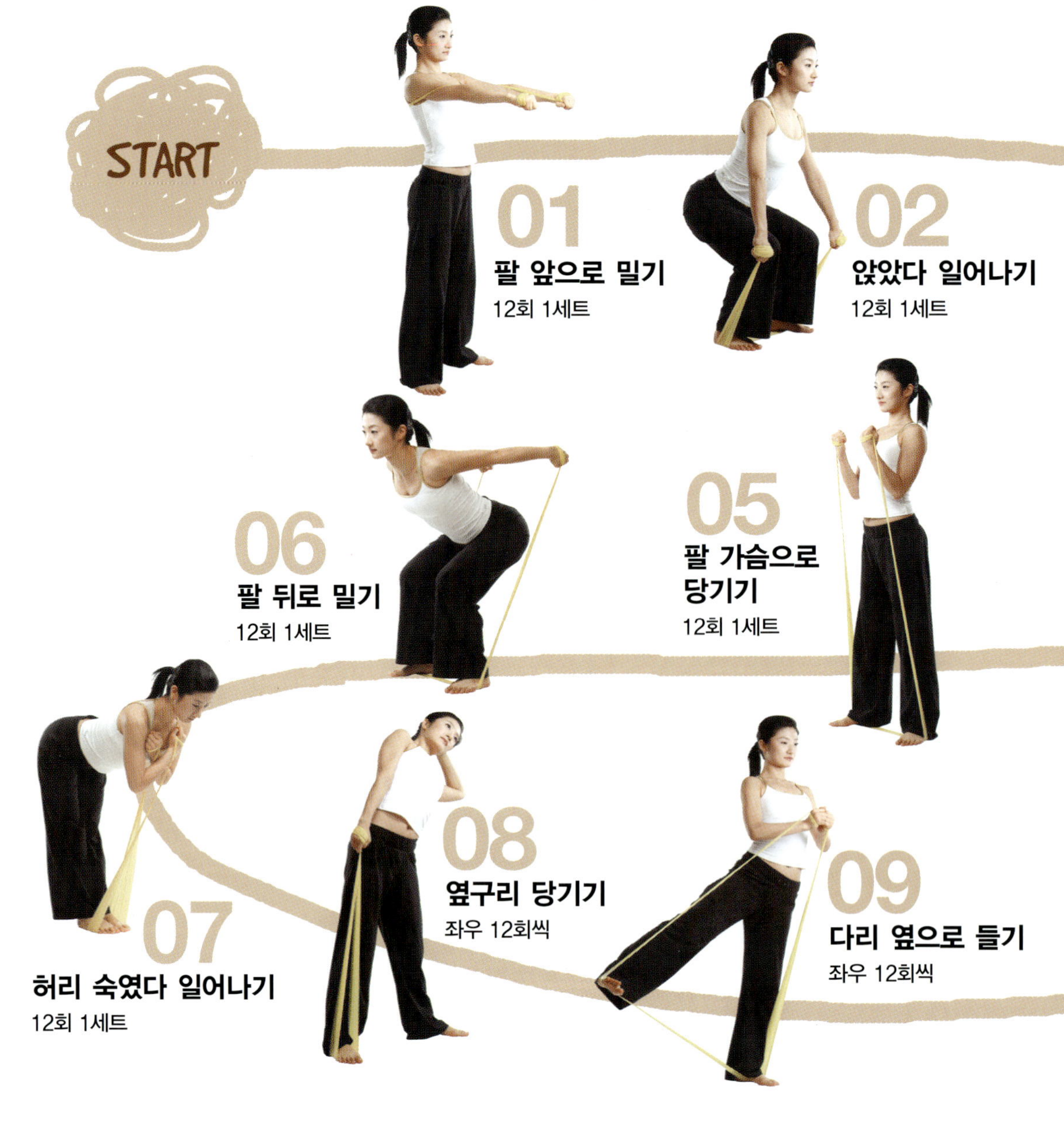

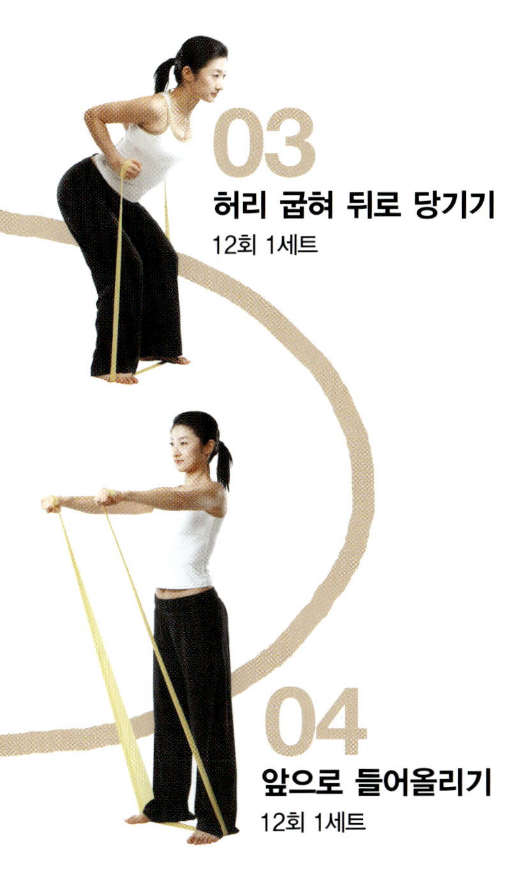

03

허리 굽혀 뒤로 당기기

12회 1세트

04

앞으로 들어올리기

12회 1세트

10

윗몸 일으키기

12회 1세트

바쁜 당신을 위한
5분 스트레칭

❶ 목 돌리기

❷ 어깨 돌리기

❸ 등 스트레칭

❹ 손 스트레칭

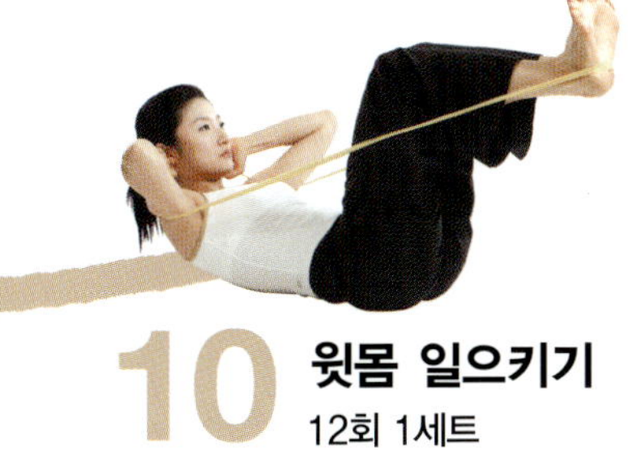

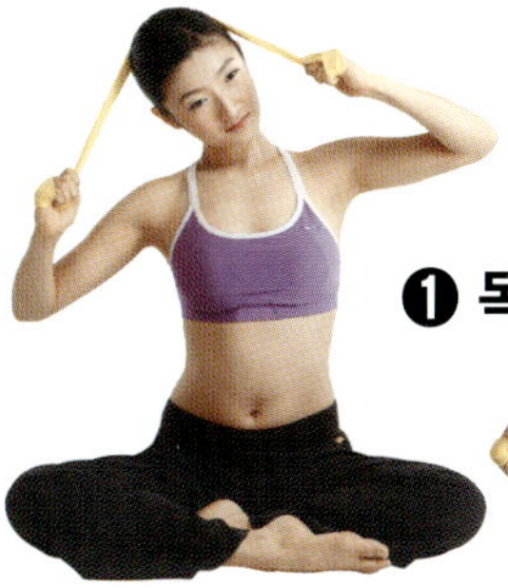

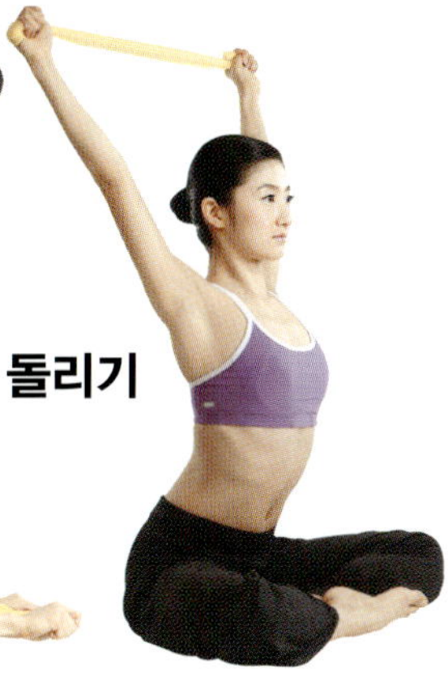

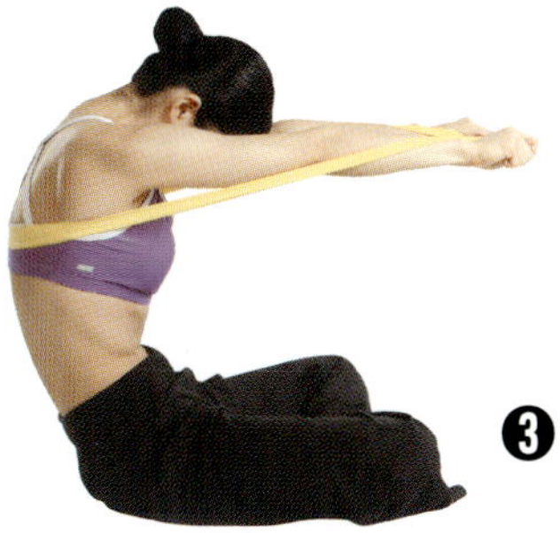

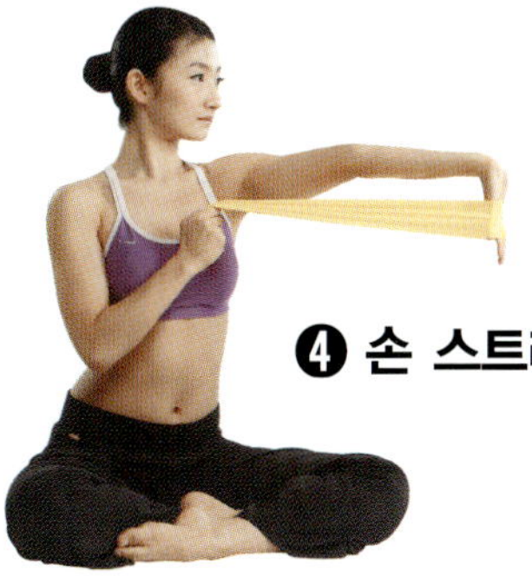

◀ 옆모습

1

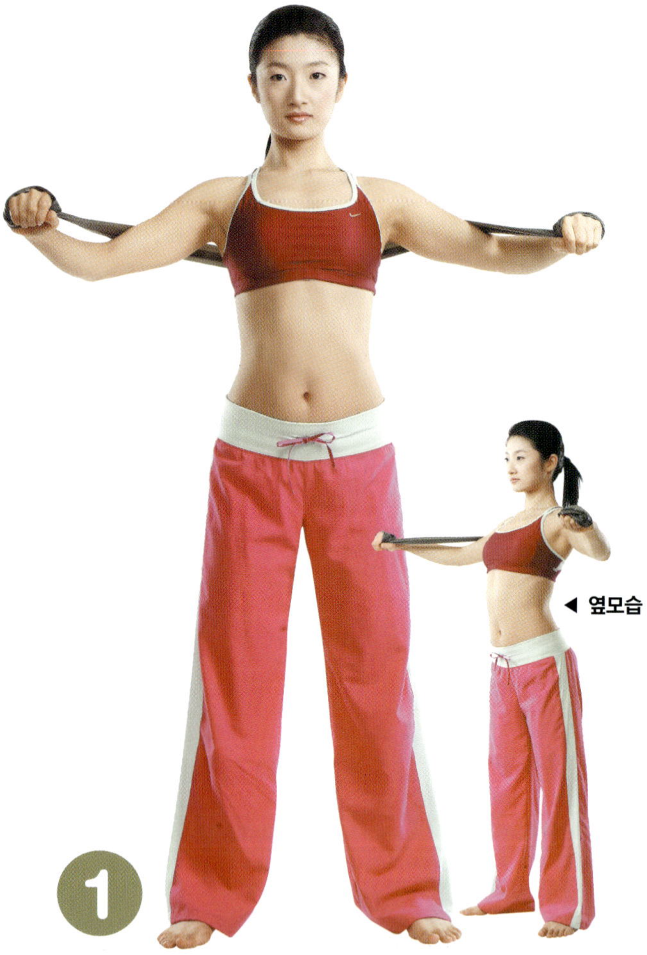

밴드를 등과 어깨를 지나도록 두른다. 발을 어깨 너비로 벌리고 가슴을 펴서 어깨가 구부정해지거나 등이 굽지 않게 한다. 팔꿈치는 45도 정도로 구부려서 어깨보다 15도 정도 아래 고정시킨다.

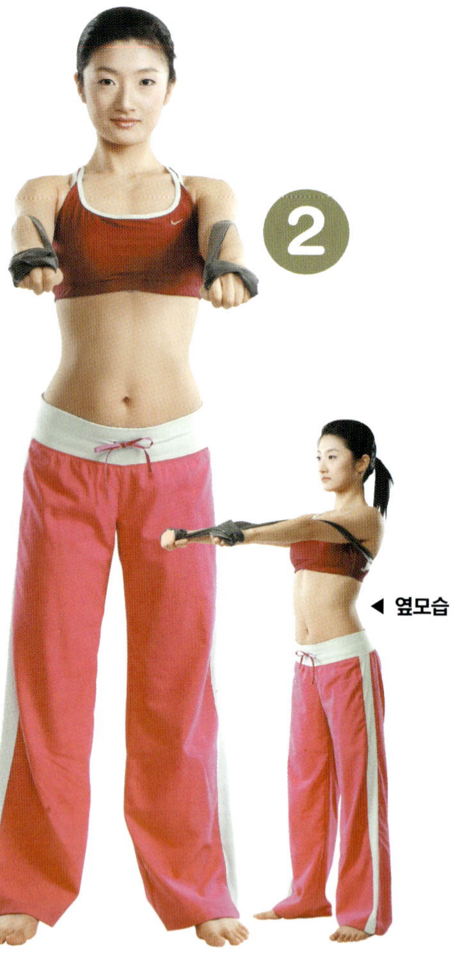

◀ 옆모습

2

팔을 앞으로 밀어준다. 팔꿈치는 너무 많이 펴지 않도록 한다. 15도 정도 안으로 구부려준다. 이때 등, 팔꿈치, 손을 지나는 밴드는 일직선이 되도록 한다. 팔을 뻗을 때는 숨을 내쉬고 처음 자세로 돌아갈 때 숨을 들이마신다. 12회 1세트 실시한다.

Mr.Doo's Advice

팔꿈치는 어깨보다 15도 정도 내리는 걸 잊지 말자. 수평일 경우 운동 효과를 제대로 볼 수 없다. 팔을 뻗을 때 양팔은 어깨 너비를 유지하면서 가슴 앞쪽으로 뻗는다.

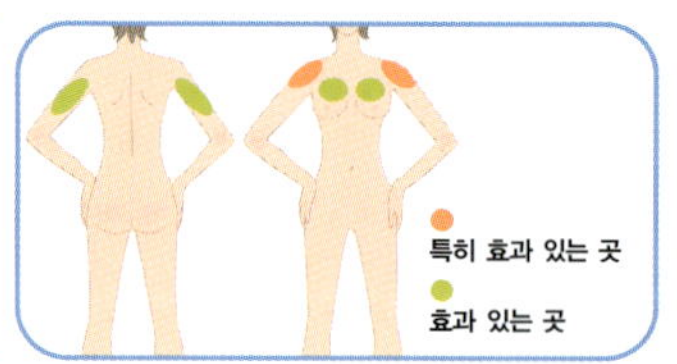

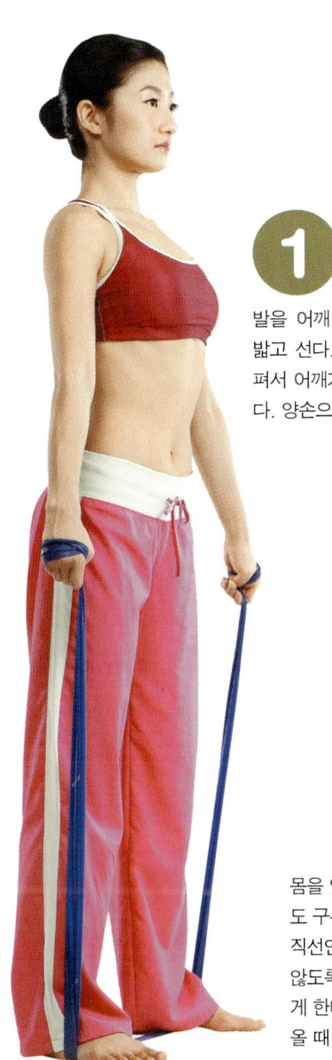

1

발을 어깨 너비로 벌린 다음 밴드의 중앙부를
밟고 선다. 양발은 11자로 고정시킨다. 가슴을
펴서 어깨가 구부정해지거나 등이 굽지 않게 한
다. 양손으로 밴드를 약간 짧게 잡는다.

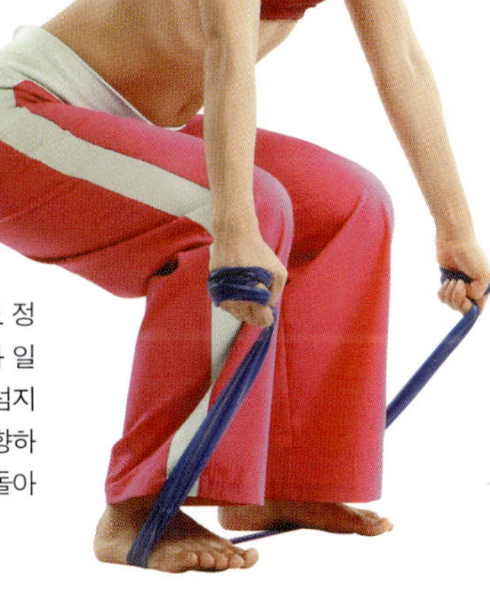

2

몸을 앞으로 15도 정도 숙이면서 무릎이 90도 정
도 구부려질 때까지 내려간다. 이때 등, 허리가 일
직선인 상태를 유지하고 무릎은 발끝 선을 넘지
않도록 한다. 밴드 잡은 엄지손가락은 앞을 향하
게 한다. 내려갈 때 숨을 내쉬고 처음 자세로 돌아
올 때 숨을 들이마신다. 12회 1세트 실시한다.

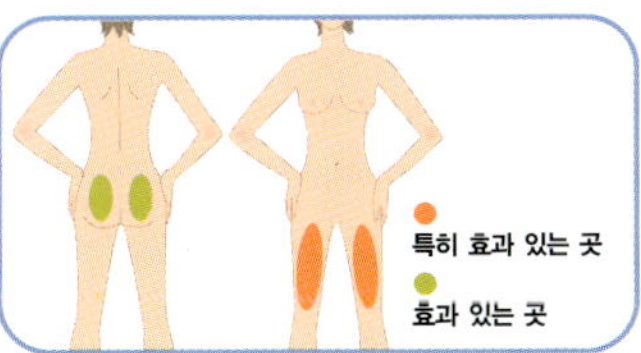

Mr.Doo's Advice
내려갈 때 허리와 목이 일직선 상태에서 15도 정도 숙이고
무릎은 발끝 선을 넘지 않도록 한다. 이 동작은 밴드의 탄력
성 때문에 운동 효과가 크다.

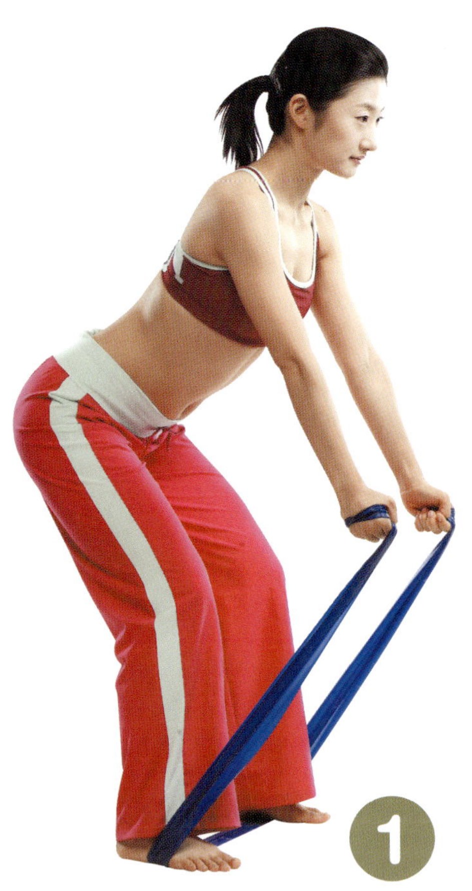

발을 어깨 너비로 벌린 다음 밴드의 중앙부를 밟고 선다. 어깨 긴장을 푼 상태로 팔꿈치를 펴서 밴드를 약간 짧게 잡는다. 목, 등, 허리를 일직선으로 유지한 채 앞으로 45도 정도 숙인다. 발과 무릎이 일직선이 되게 고정시킨 다음 허벅지와 무릎이 45도 각도를 유지하도록 한다.

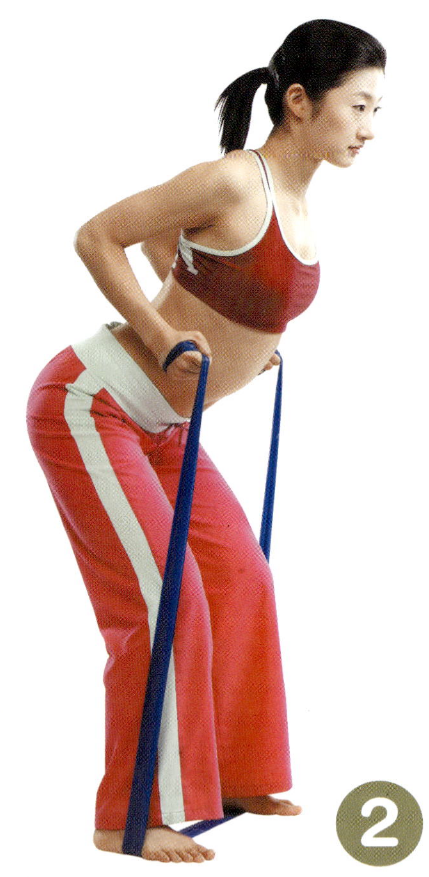

밴드를 최대한 뒤로 당긴다. 이때 팔꿈치가 옆구리를 스치듯이 최대한 당겨 어깨와 팔꿈치가 수평을 유지하도록 한다. 천천히 당길 때 숨을 내쉬고 처음 자세로 천천히 돌아오면서 숨을 들이마신다. 12회 1세트 실시한다.

Mr.Doo's Advice

손바닥이 서로 마주 보게 한 상태에서 팔꿈치가 옆구리를 스치듯이 당겨준다.

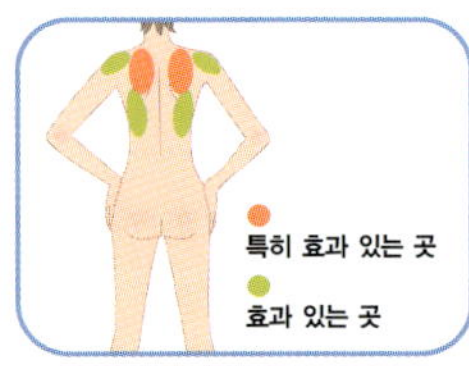

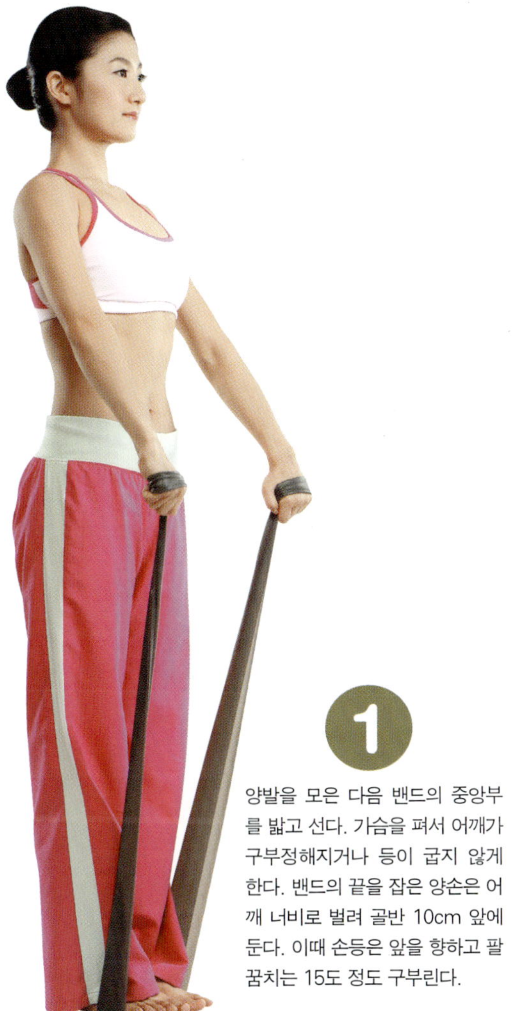

1

양발을 모은 다음 밴드의 중앙부를 밟고 선다. 가슴을 펴서 어깨가 구부정해지거나 등이 굽지 않게 한다. 밴드의 끝을 잡은 양손은 어깨 너비로 벌려 골반 10cm 앞에 둔다. 이때 손등은 앞을 향하고 팔꿈치는 15도 정도 구부린다.

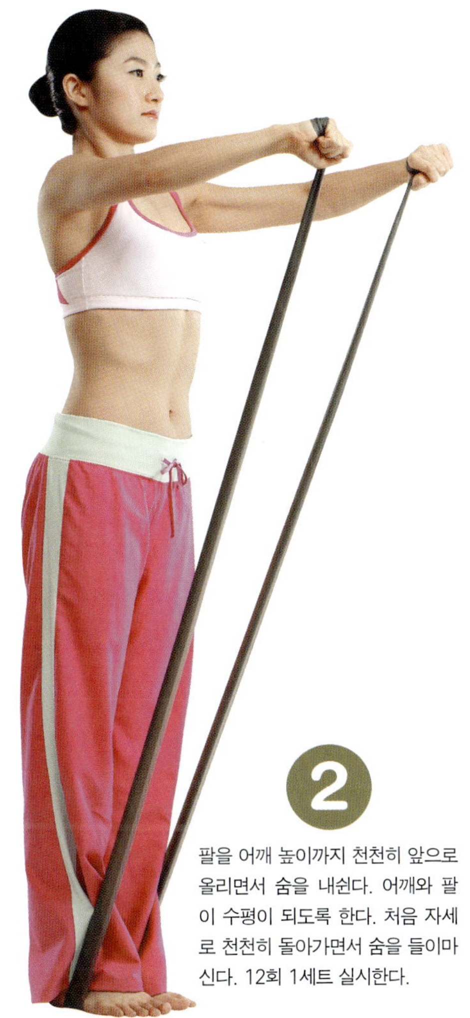

2

팔을 어깨 높이까지 천천히 앞으로 올리면서 숨을 내쉰다. 어깨와 팔이 수평이 되도록 한다. 처음 자세로 천천히 돌아가면서 숨을 들이마신다. 12회 1세트 실시한다.

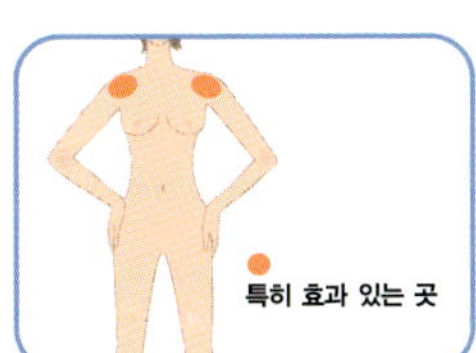

Mr.Doo's Advice

손목은 쭉 펴고 팔꿈치를 15도 정도 구부려야 관절에 무리가 없다. 가슴을 펴고 팔을 들어올릴 때 손목이 밑으로 꺾이지 않게 한다. 어깨를 내려 목과 어깨의 긴장을 풀어준다.

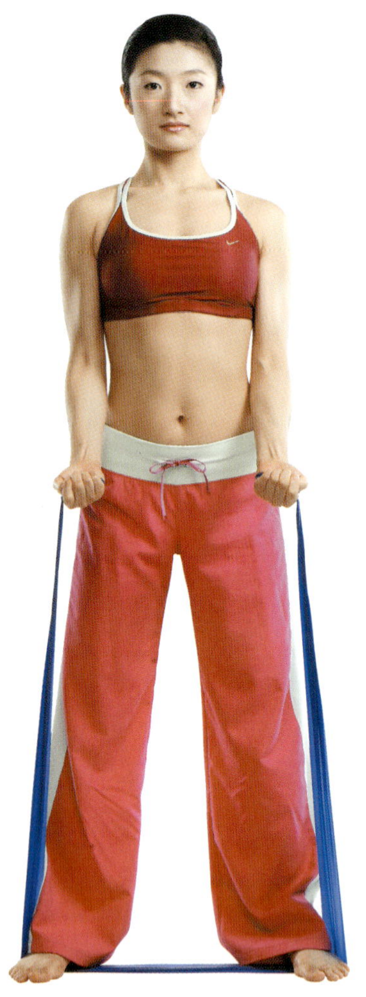

1

발을 어깨 너비로 벌린 다음 밴드의 중앙부를 밟고 선다. 가슴을 펴서 어깨가 구부정해지거나 등이 굽지 않게 한다. 밴드의 양끝을 잡은 양손은 어깨 너비로 벌려 골반 10cm 앞에 둔다. 이때 손바닥 쪽이 앞을 향하고 팔꿈치는 15도 정도 안으로 구부려 옆구리에 붙인다.

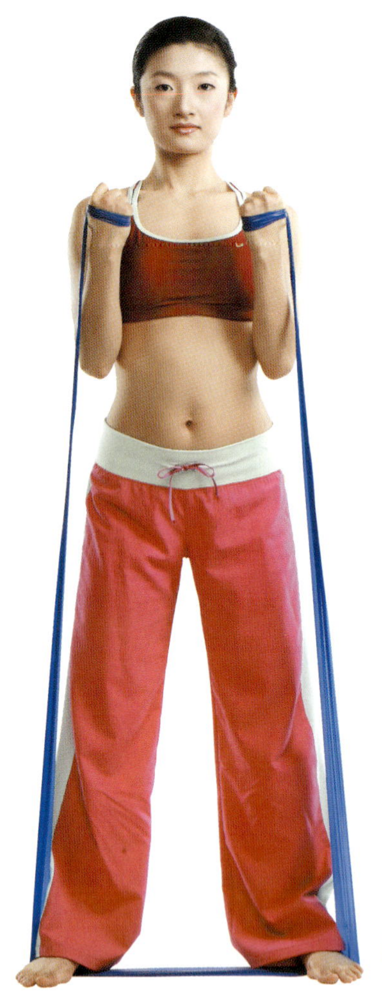

2

팔꿈치는 옆구리에 붙인 채 팔을 어깨 쪽으로 천천히 들어올리면서 숨을 내쉰다. 처음 자세로 천천히 돌아가면서 숨을 들이마신다. 12회 1세트 실시한다.

Mr.Doo's Advice

처음 자세로 돌아올 때 팔꿈치가 너무 펴지지 않도록 15도 정도 구부린 상태를 유지한다. 팔꿈치 관절에 무리가 오기 때문이다. 가슴으로 당길 때 팔꿈치는 움직이지 않게 고정시킨다.

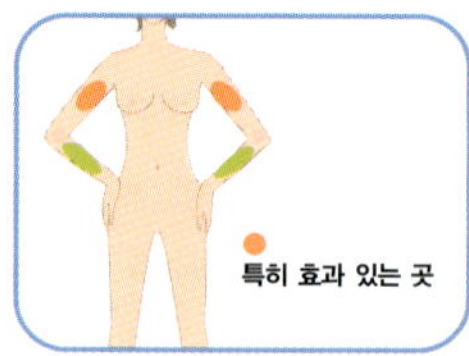

팔 뒤로 밀기 06

늘어진 팔이 탱탱해진다

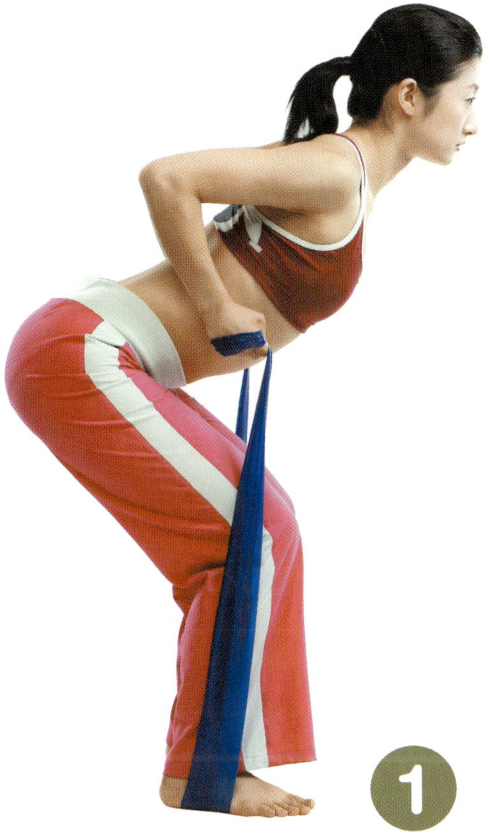

1

양발을 모은 다음 밴드의 중앙부를 밟고 선다. 목과 허리를 일직선으로 유지한 채 앞으로 45도 정도 숙인다. 무릎도 45도 정도 구부린다. 이 상태에서 팔꿈치를 옆구리에 스치듯 올리면서 숨을 들이마신다. 어깨와 팔꿈치는 수평을 유지한다.

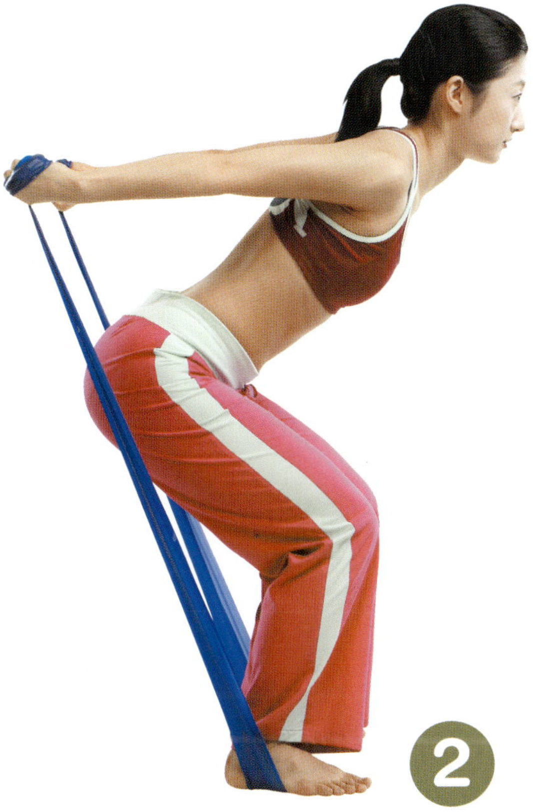

2

팔꿈치를 펴서 어깨 높이까지 천천히 뒤로 올리면서 숨을 내쉰다. 어깨와 팔이 수평이 되도록 한다. 처음 자세로 천천히 돌아가면서 숨을 들이마신다. 12회 1세트 실시한다.

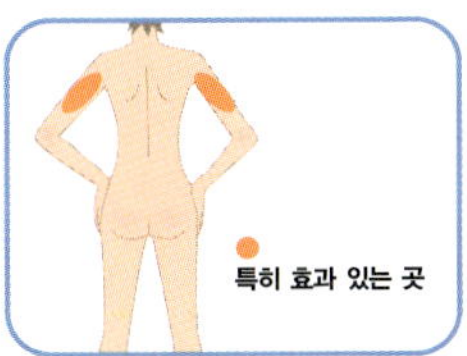

Mr.Doo's Advice

처음 자세에서 주먹을 쥔 상태에서 엄지손가락이 앞을 보게 하고 어깨와 팔꿈치가 수평을 유지하도록 한다. 이때 허리를 펴주는 것을 잊지 않도록 한다.

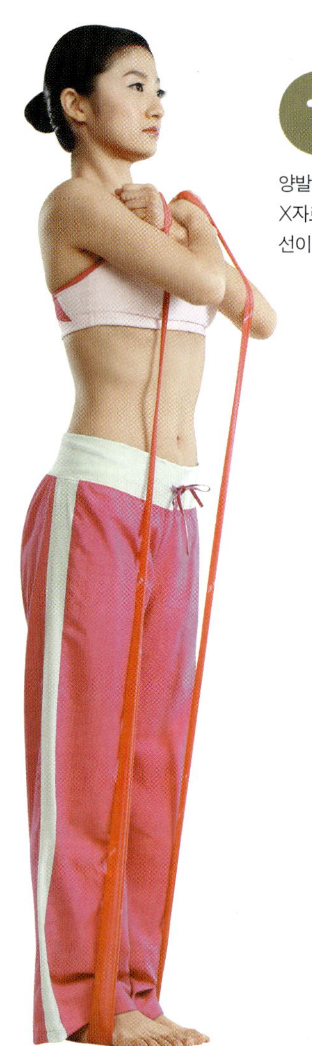

1

양발을 모은 다음 발바닥 가운데로 밴드 중앙부를 밟고 선다. 밴드를
X자로 교차시켜 잡은 양손을 가슴에 댄다. 이때 목, 등허리가 일직
선이 되도록 바르게 펴준다.

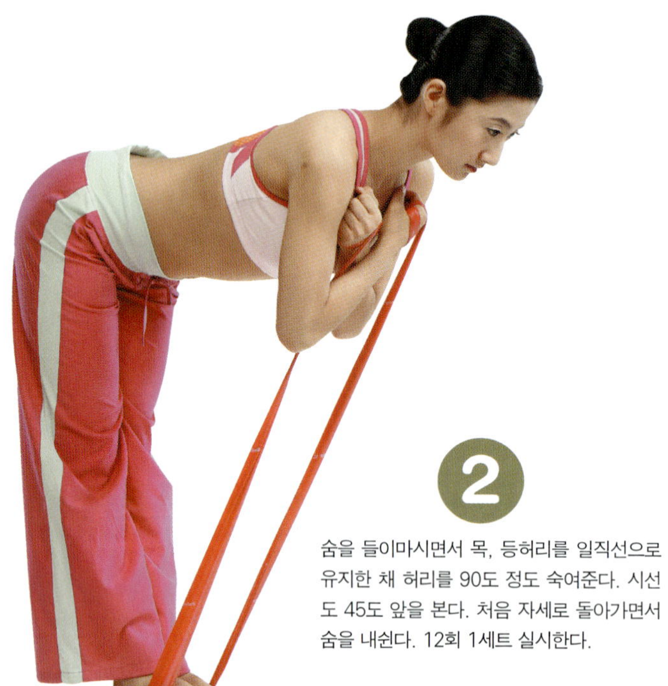

2

숨을 들이마시면서 목, 등허리를 일직선으로
유지한 채 허리를 90도 정도 숙여준다. 시선
도 45도 앞을 본다. 처음 자세로 돌아가면서
숨을 내쉰다. 12회 1세트 실시한다.

Mr.Doo's Advice

처음 자세에서 목, 등허리를 일직선이 되도록 한다. 배(복근)
에 힘을 주면 자세 잡기가 수월해진다. 처음 자세로 돌아올
때 몸이 너무 뒤로 꺾이지 않도록 주의한다.

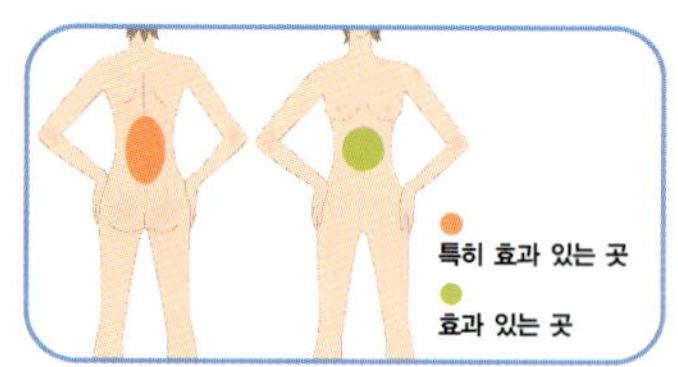

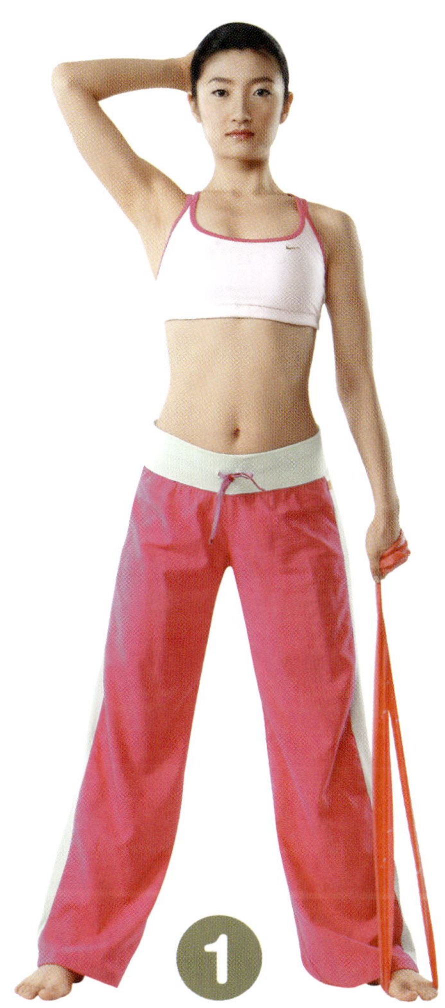

1

발을 어깨 너비로 벌린 다음 밴드의 중앙부를 한쪽 발로 밟고 선다. 팔꿈치를 펴서 밴드의 양끝을 한 손으로 잡는다. 다른 한 손은 뒷머리에 댄다. 이때 가슴을 펴서 어깨가 구부정해지거나 등이 굽지 않게 한다.

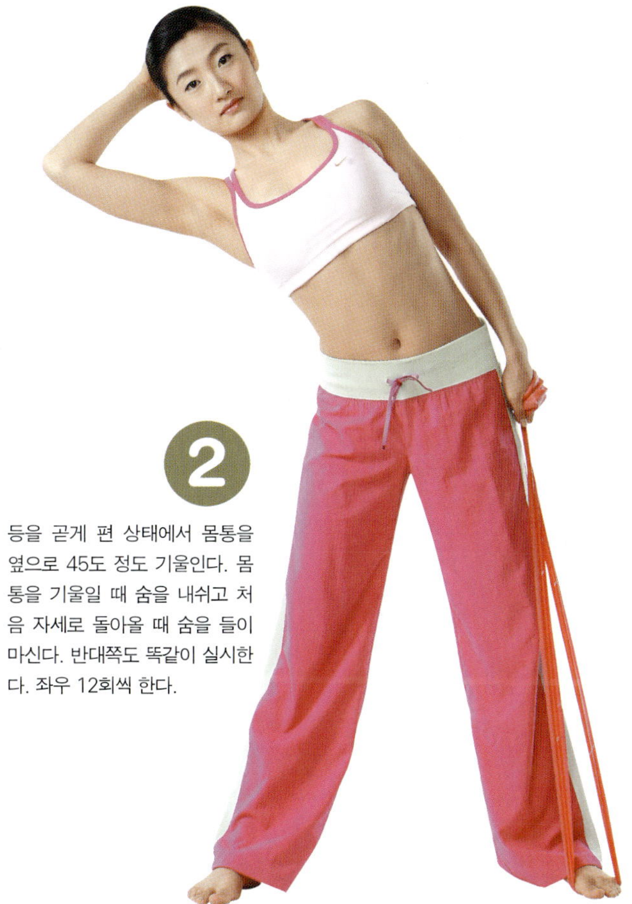

2

등을 곧게 편 상태에서 몸통을 옆으로 45도 정도 기울인다. 몸통을 기울일 때 숨을 내쉬고 처음 자세로 돌아올 때 숨을 들이마신다. 반대쪽도 똑같이 실시한다. 좌우 12회씩 한다.

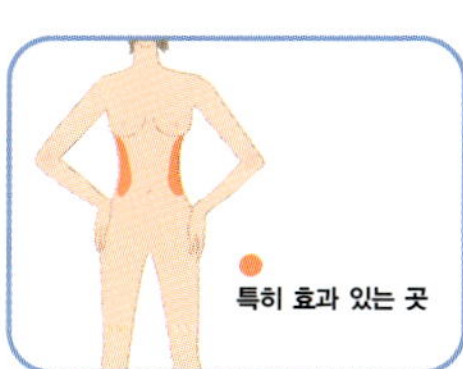
특히 효과 있는 곳

Mr.Doo's Advice

몸통을 기울일 때 골반이 움직이지 않도록 고정시킨다. 이때 몸통을 돌리거나 엉덩이를 들지 않도록 한다. 밴드를 잡은 팔꿈치는 15도 정도 구부린 상태를 유지한다.

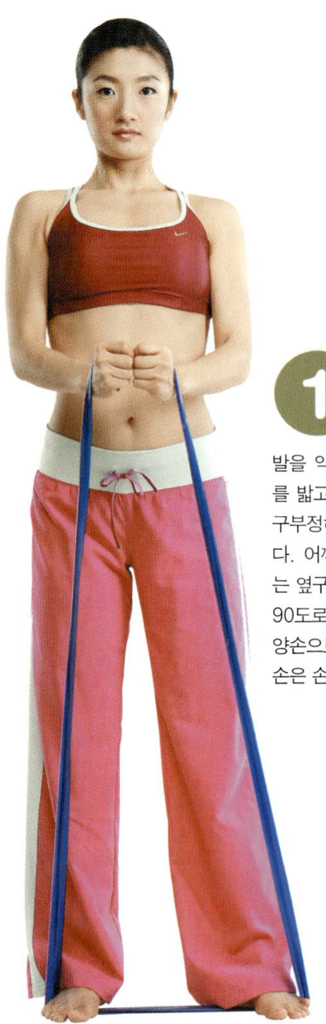

1

발을 약간 벌린 다음 밴드 중앙부를 밟고 선다. 가슴을 펴서 어깨가 구부정해지거나 등이 굽지 않게 한다. 어깨의 긴장을 풀면서 팔꿈치는 옆구리에 고정시킨다. 팔꿈치를 90도로 유지하면서 밴드의 양끝을 양손으로 잡는다. 이때 주먹 쥔 양손은 손바닥끼리 붙도록 모아준다.

2

목과 허리가 일직선인 상태에서 발을 옆으로 45도 정도 들어올린다. 이때 균형 잡기 힘들 수 있으므로 지탱하는 오른쪽 다리에 힘을 주도록 한다. 발을 들어올릴 때 숨을 내쉬고 처음 자세로 돌아오면서 숨을 들이마신다. 반대쪽도 똑같이 실시한다. 좌우 12회씩 한다.

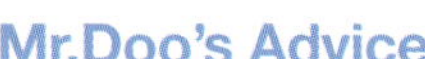

Mr.Doo's Advice

발을 올릴 때 무릎에 힘을 주면서 진행한다. 중심이 안 잡힐 때는 한 손은 밴드를 잡고 다른 한 손은 벽에 대고 진행하도록 한다. 들어올리는 발은 무릎을 펴서 일직선을 유지하도록 한다. 무게의 중심을 지탱하는 다리에 옮긴다.

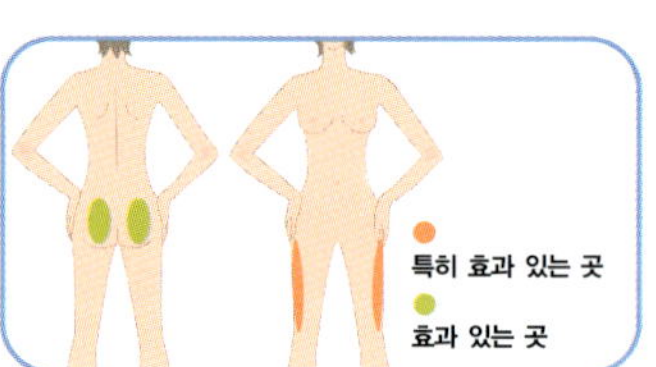

윗몸 일으키기 10

배가 쏙 들어간다

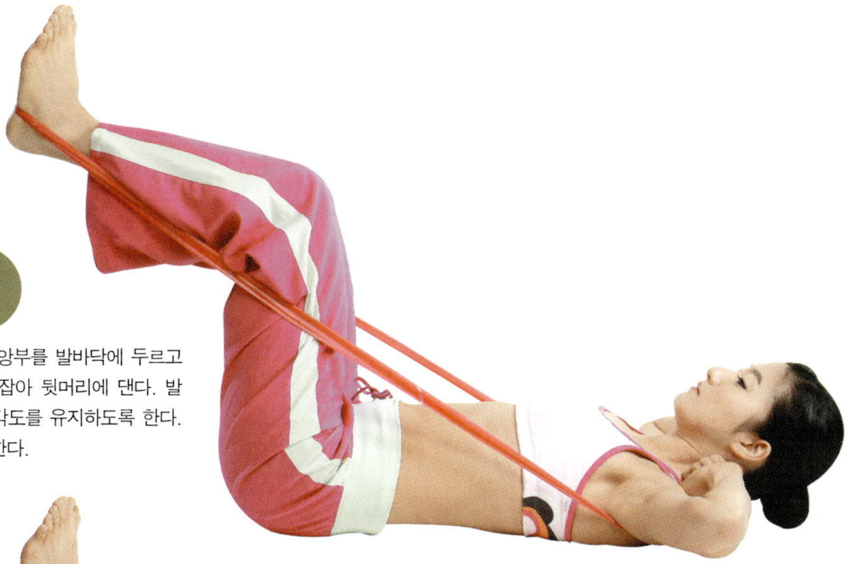

1

누운 자세에서 밴드 중앙부를 발바닥에 두르고 밴드 양끝을 양손으로 잡아 뒷머리에 댄다. 발을 들어 무릎이 90도 각도를 유지하도록 한다. 발끝은 천장을 향하게 한다.

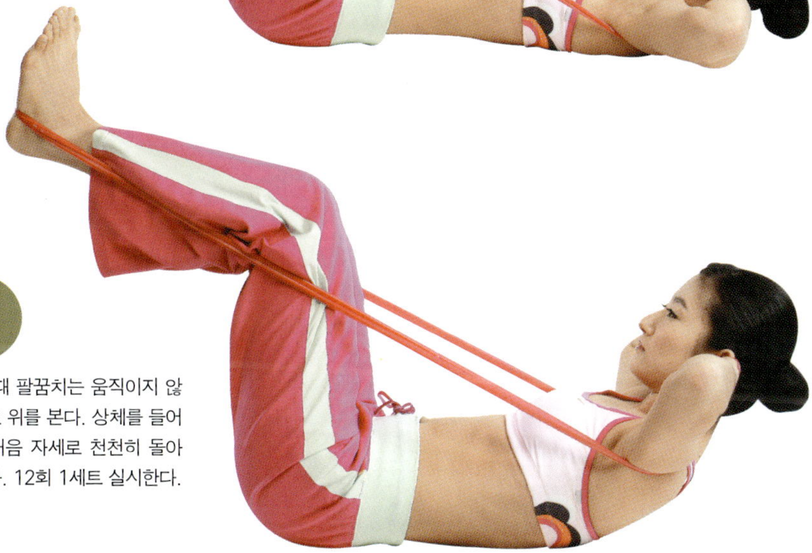

2

상체를 들어올린다. 이때 팔꿈치는 움직이지 않도록 한다. 시선은 45도 위를 본다. 상체를 들어올릴 때 숨을 내쉬고 처음 자세로 천천히 돌아오면서 숨을 들이마신다. 12회 1세트 실시한다.

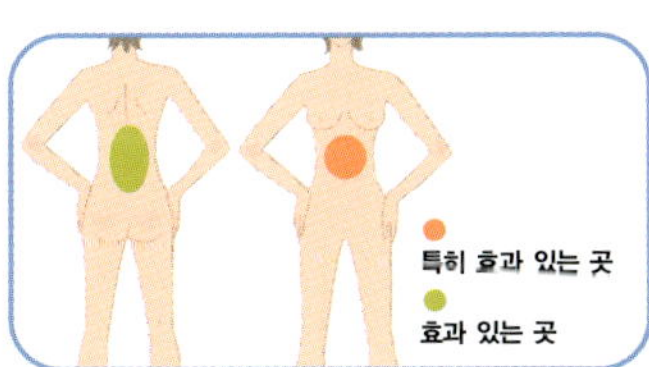

Mr.Doo's Advice

밴드는 발바닥에서 겨드랑이 사이를 지나서 뒷머리에 오도록 한다. 상체를 들 때 골반이 들리지 않도록 한다. 팔꿈치는 고정시켜 밴드가 빠지지 않도록 한다. 초보자라도 쉽게 할 수 있다.

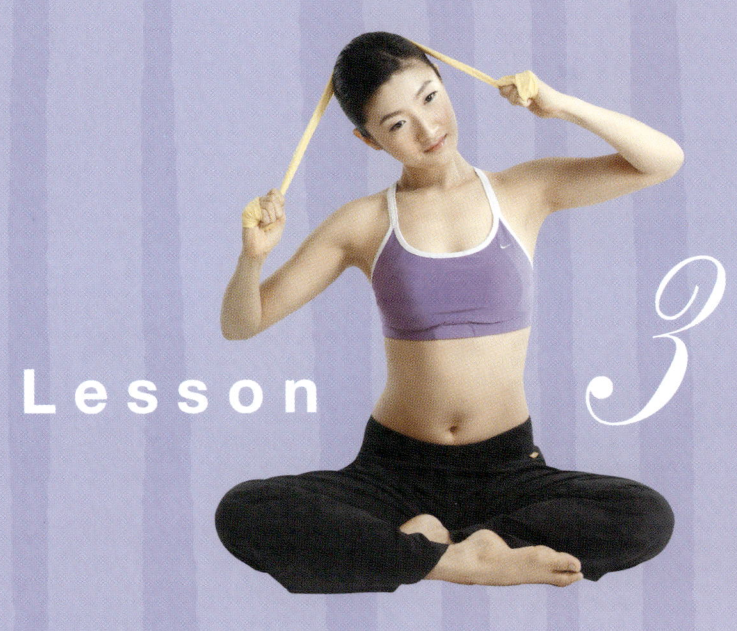

Lesson 3

예뻐지는 습관,
5분 스트레칭으로 하루의 피로를 풀자!

어깨 결림이 해소된다 | 어깨 돌리기

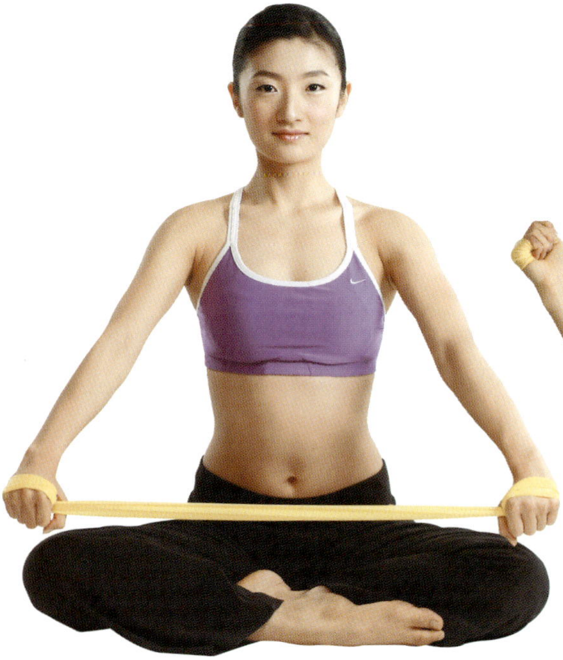

1 등허리를 펴고 앉은 상태에서 밴드를 양손으로 어깨 너비보다 넓게 잡는다. 이때 팔꿈치는 펴주고 팔은 45도 정도 들어준다.

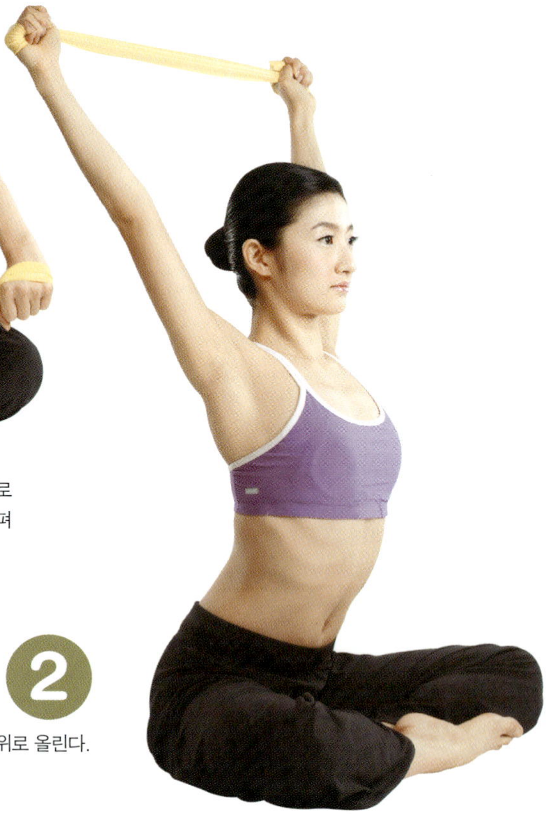

2 숨을 크게 들이마셨다가 내쉬면서 팔을 머리 위로 올린다.

Mr.Doo's Advice

허리와 등을 바르게 펴준다. 팔을 위로 올릴 때 어깨 너비 정도 벌려준다. 초보자는 어깨 너비보다 많이 벌려도 좋다. 단, 어깨의 긴장을 풀고 팔꿈치를 완전히 펴주는 것을 잊지 않도록 한다.

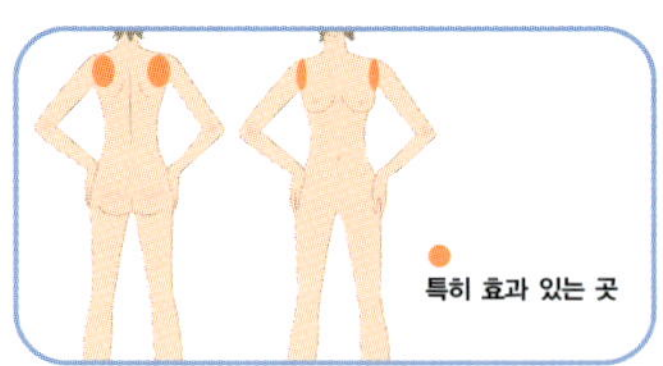

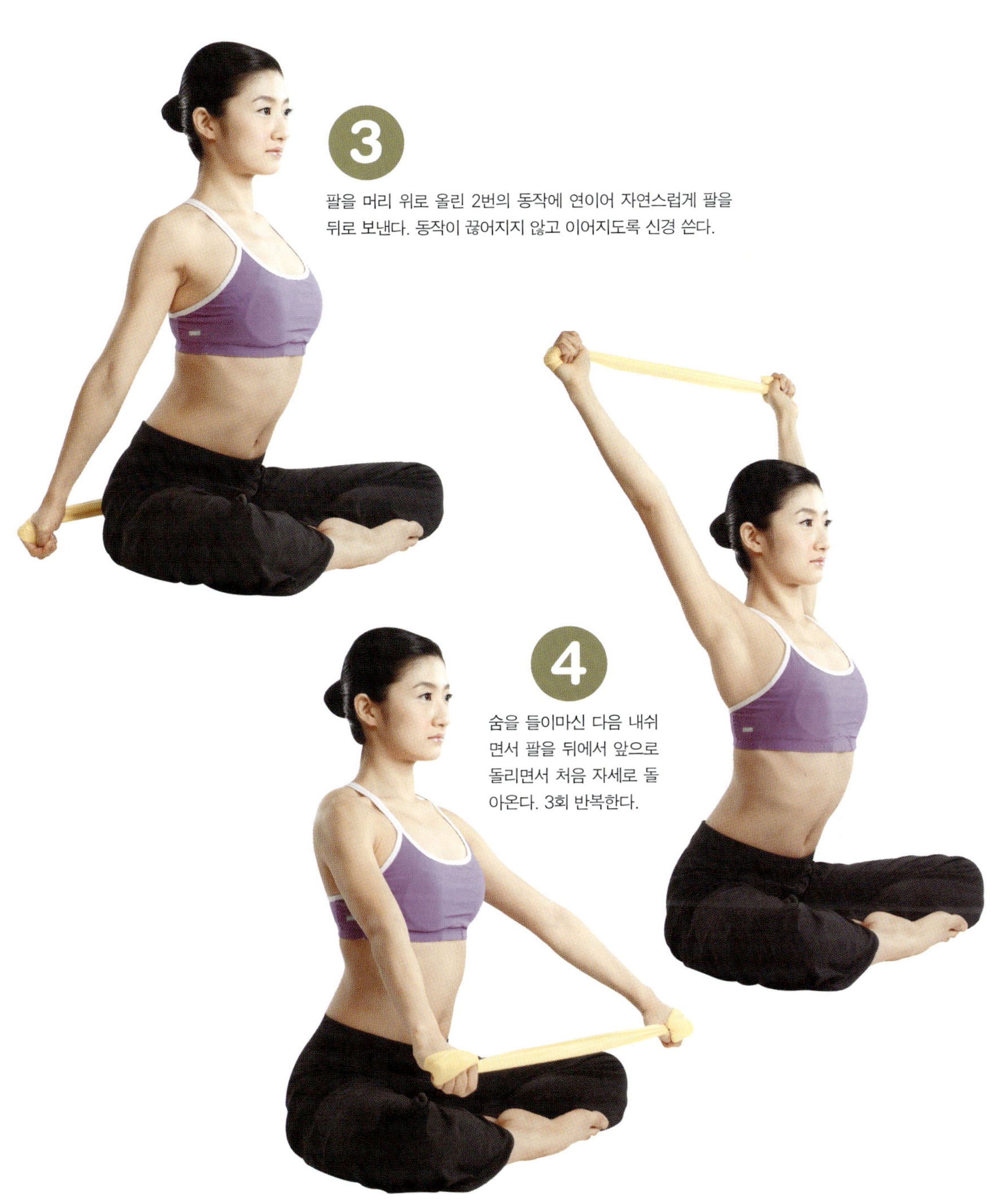

3

팔을 머리 위로 올린 2번의 동작에 연이어 자연스럽게 팔을
뒤로 보낸다. 동작이 끊어지지 않고 이어지도록 신경 쓴다.

4

숨을 들이마신 다음 내쉬
면서 팔을 뒤에서 앞으로
돌리면서 처음 자세로 돌
아온다. 3회 반복한다.

뻣뻣한 목이 기분 좋게 풀린다 | 목 돌리기

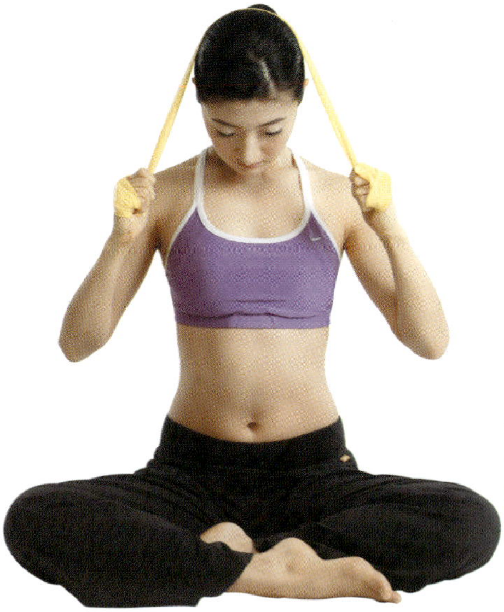

1

등허리를 곧게 펴고 앉은 상태에서 밴드를 짧게 잡아서 머리 뒤에 댄다. 다리는 무릎을 안으로 접는다.

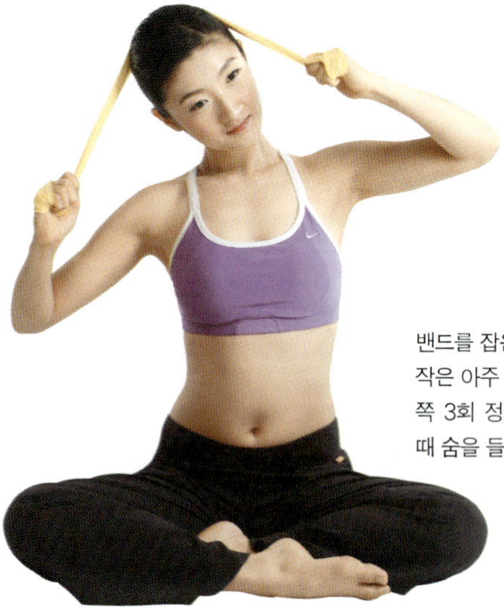

2

밴드를 잡은 채 머리로 원을 그린다. 이때 동작은 아주 천천히 해야 한다. 오른쪽 3회, 왼쪽 3회 정도 교대로 진행한다. 반원을 그릴 때 숨을 들이마시고 제자리로 올 때 내쉰다.

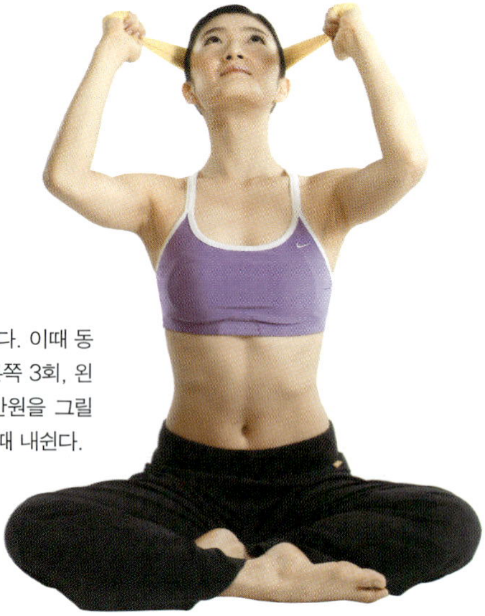

Mr.Doo's Advice

원을 그릴 때 팔 힘이 아니라 머리 힘을 이용해야 한다. 밴드의 탄력성을 이용해 스트레스로 인해 굳은 목을 무리 없이 시원하게 풀어준다.

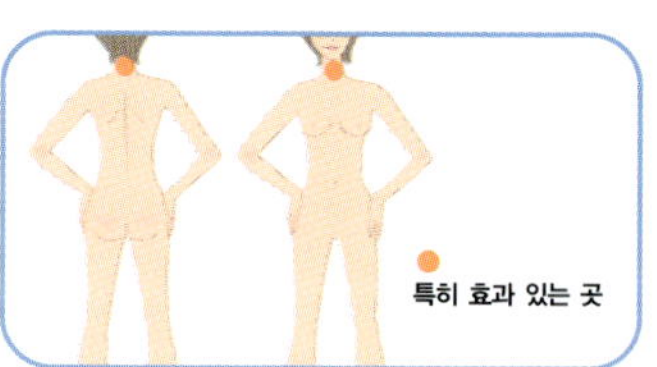

등 스트레칭 | 빼근한 등이 개운해진다

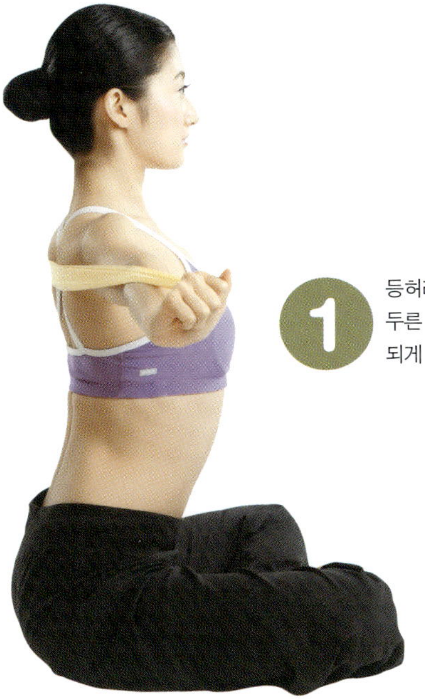

1 등허리를 펴고 앉은 상태에서 밴드를 등을 지나도록 두른 다음 약간 짧게 잡는다. 양팔을 어깨와 수평이 되게 옆으로 쭉 펴주면서 숨을 들이마신다.

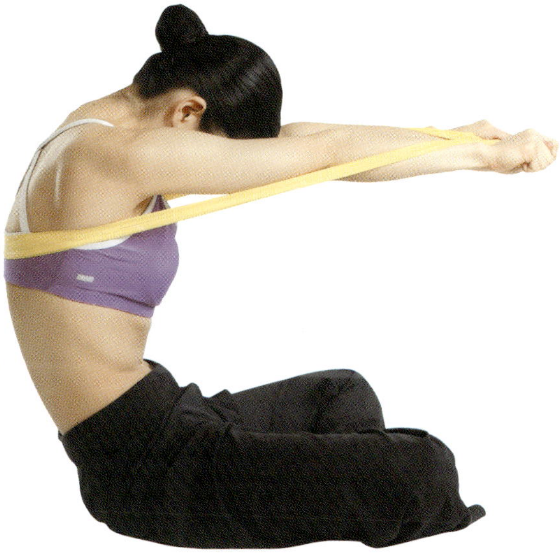

2 숨을 내쉬면서 양팔을 앞으로 당긴다. 등허리를 최대한 숙여준다. 어깨와 팔은 수평을 유지하도록 한다. 시선은 배꼽을 본다. 이때 양팔은 어깨 너비가 되도록 한다. 처음 자세로 천천히 돌아온다. 3회 반복한다.

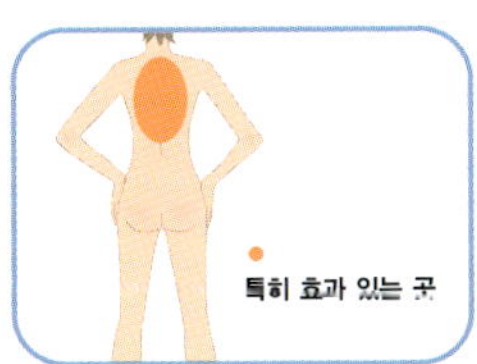

Mr.Doo's Advice

최대한 등을 말아주고 어깨를 앞으로 밀어준다는 느낌으로 진행한다. 뭉친 등 근육을 풀어주는 효과가 있다.

장 운동이 원활해진다 | 허리 비틀기

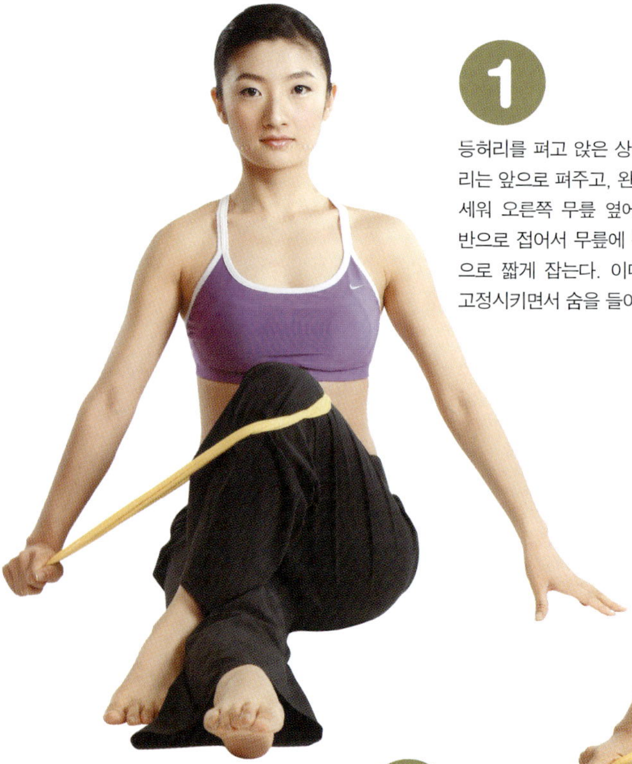

1

등허리를 펴고 앉은 상태에서 오른쪽 다리는 앞으로 펴주고, 왼쪽 다리는 무릎을 세워 오른쪽 무릎 옆에 놓는다. 밴드를 반으로 접어서 무릎에 두른 다음 오른손으로 짧게 잡는다. 이때 왼손은 바닥에 고정시키면서 숨을 들이마신다.

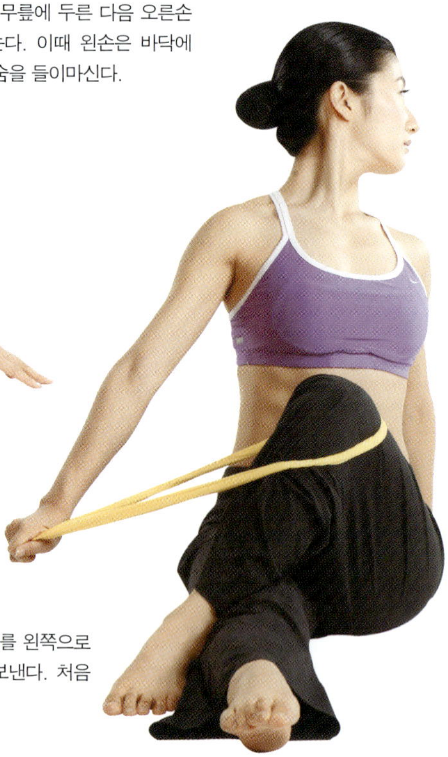

2

숨을 내쉬면서 밴드를 오른쪽으로 최대한 당기고 허리를 왼쪽으로 비틀어준다. 시선은 왼쪽 뒤를 보면서 왼손을 뒤로 보낸다. 처음 자세로 천천히 돌아온다. 반대쪽도 똑같이 실시한다.

Mr.Doo's Advice

등허리를 편 상태에서 허리를 최대한 틀어준다. 밴드를 이용하기 때문에 초보자라도 편하게 할 수 있다. 몸을 비틀 때 어깨가 움직인다는 느낌으로 진행한다.

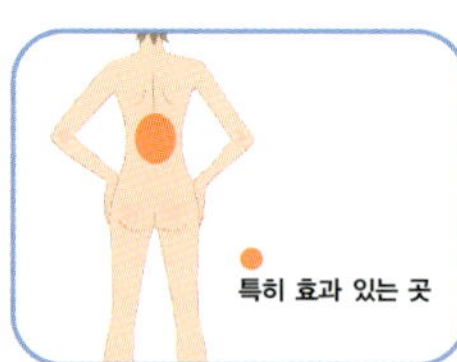

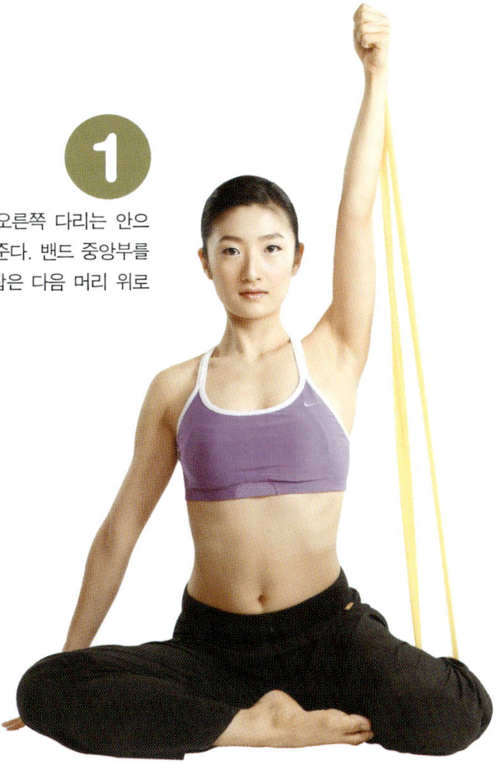

1

등허리를 펴고 앉은 상태에서 오른쪽 다리는 안으로, 왼쪽 다리는 바깥으로 접어준다. 밴드 중앙부를 왼쪽 발목에 둘러서 왼손으로 잡은 다음 머리 위로 올리면서 숨을 들이마신다.

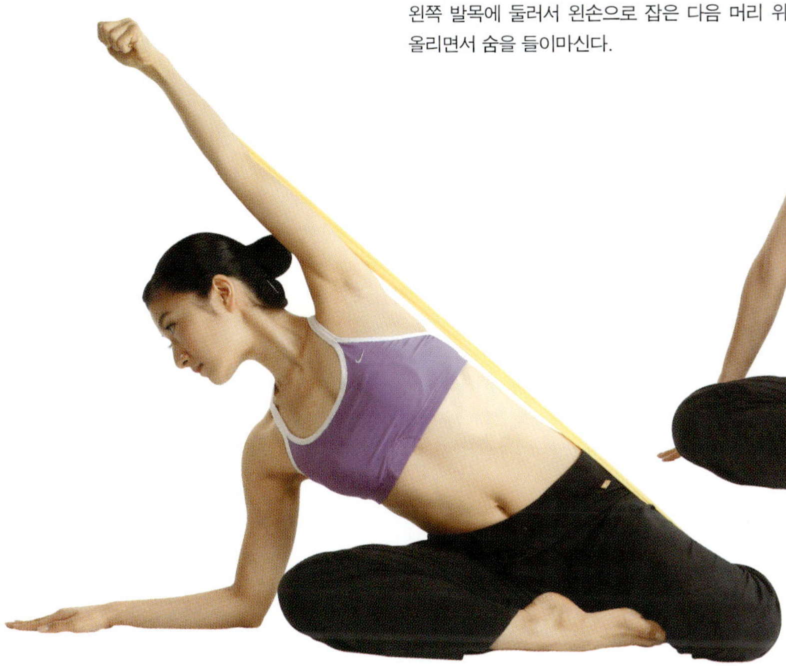

2

숨을 내쉬면서 팔꿈치를 편 채로 상체를 오른쪽으로 기울여준다. 밴드를 몸이 기우는 쪽으로 부드럽게 잡아당긴다. 이때 오른팔은 팔꿈치를 구부린 상태로 바닥을 지탱한다.
오른팔과 몸이 일직선상에 놓이도록 한다. 정지한 채 마음속으로 10초를 센다. 몸이 앞이나 뒤로 쏠리지 않도록 한다. 처음 자세로 천천히 돌아온다. 반대쪽도 똑같이 실시한다.

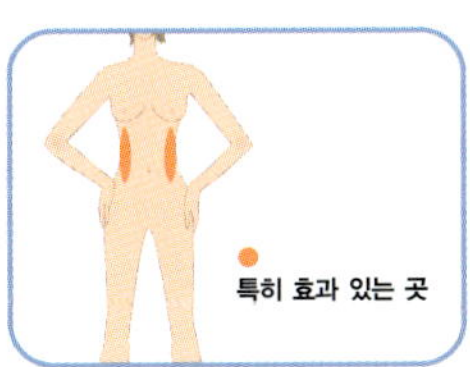

특히 효과 있는 곳

Mr.Doo's Advice
밴드를 잡은 채 동작을 멈추기 때문에 옆구리 스트레칭에 효과가 크다. 초보자의 경우 옆으로 기울기가 힘들면 조금만 기울여도 효과가 있다.

손저림을 예방한다 | 손 스트레칭

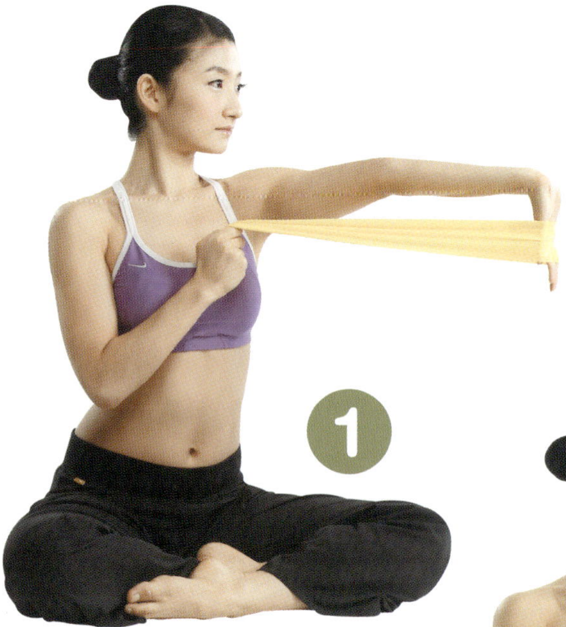

1

등허리를 펴고 앉은 상태에서 손바닥을 위로 하여 왼팔을 쭉 편다. 팔꿈치는 구부리지 않도록 한다. 밴드를 왼손 바닥에 대고 손가락을 아래로 가볍게 젖힌 채 오른손으로 약간 짧게 잡는다. 이 상태로 10초간 멈춘다. 손바닥은 앞을, 손가락은 바닥을 향하도록 한다.

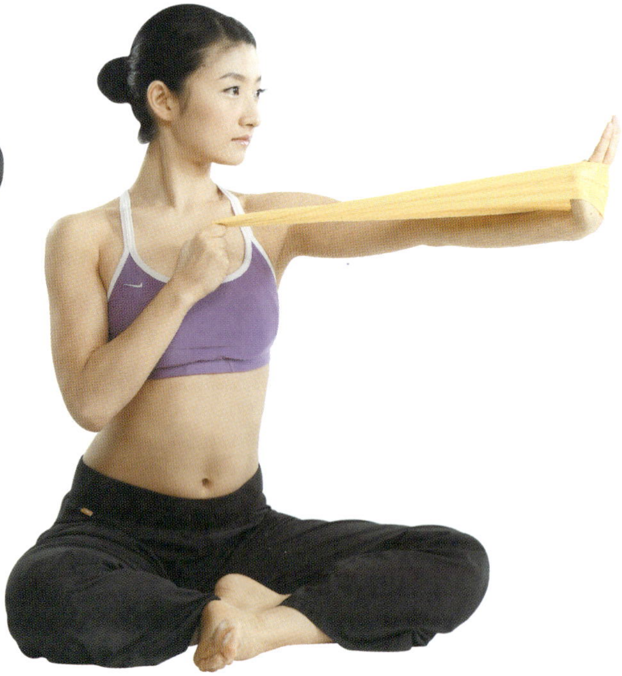

2

손가락은 천장을 향한 채 같은 방식으로 실시한다. 반대쪽도 똑같이 실시한다.

Mr.Doo's Advice

손목이 유연하다면 밴드를 손가락에 두르면서 당겨도 좋다. 이 동작은 컴퓨터를 오래 사용하는 사람에게 나타나는 VDT 증후군을 예방해준다.

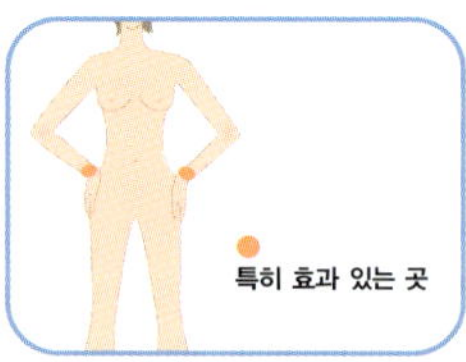

팔 스트레칭 | 뭉친 근육이 풀린다

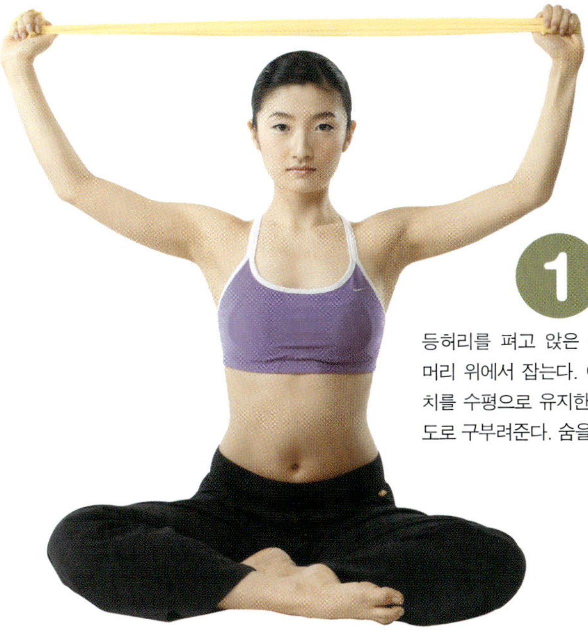

1

등허리를 펴고 앉은 상태에서 밴드를 머리 위에서 잡는다. 이때 어깨와 팔꿈치를 수평으로 유지한 채 팔꿈치를 90도로 구부려준다. 숨을 들이마신다.

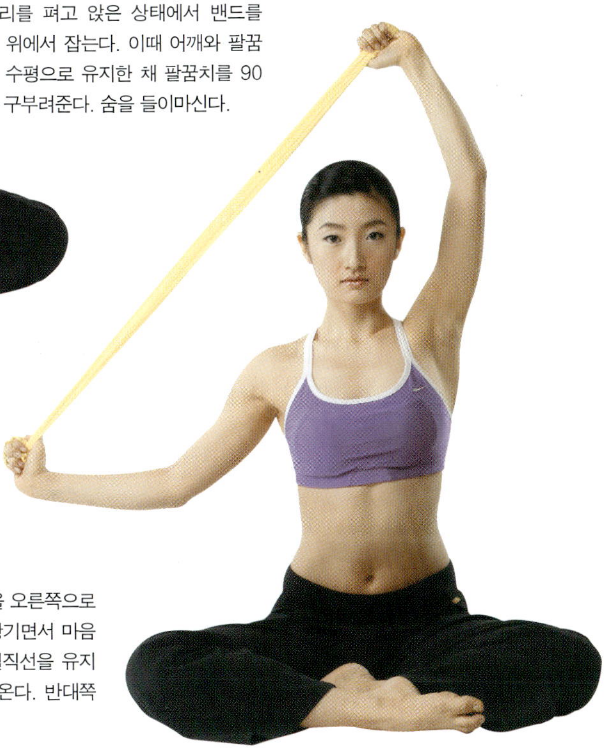

2

숨을 내쉬면서 어깨 긴장을 푼 채 양팔을 오른쪽으로 기울인다. 오른손으로 밴드를 최대한 당기면서 마음속으로 10초를 센다. 이때 등허리는 일직선을 유지하도록 한다. 처음 자세로 천천히 돌아온다. 반대쪽도 똑같이 실시한다.

특히 효과 있는 곳

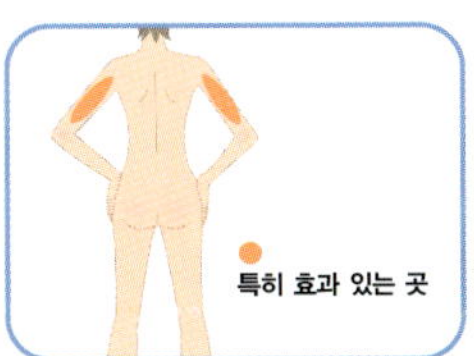

Mr.Doo's Advice

어깨가 유연하지 않다면 머리 위로 올린 팔꿈치는 살짝 구부리도록 한다. 이 동작은 어깨를 풀어주는 데도 효과적이다.

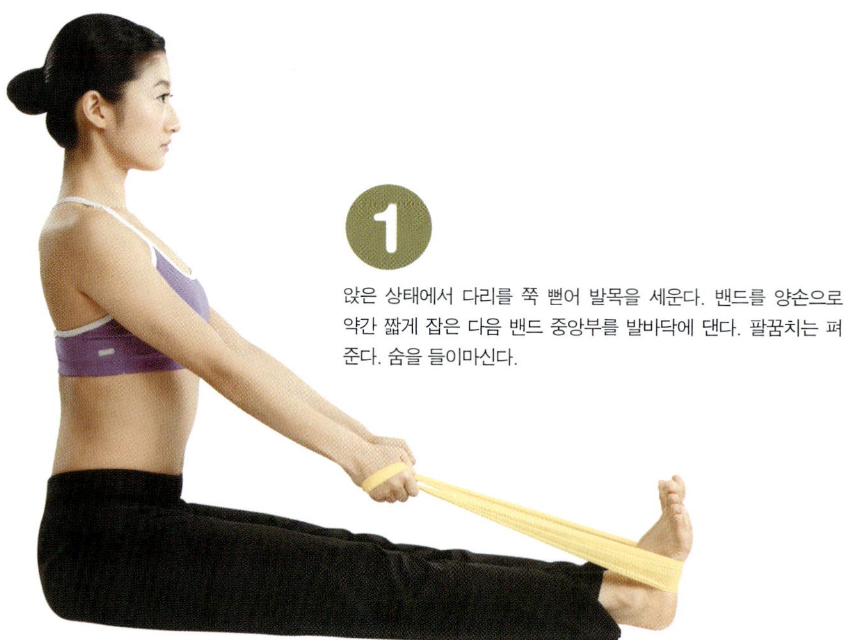

1

앉은 상태에서 다리를 쭉 뻗어 발목을 세운다. 밴드를 양손으로 약간 짧게 잡은 다음 밴드 중앙부를 발바닥에 댄다. 팔꿈치는 펴 준다. 숨을 들이마신다.

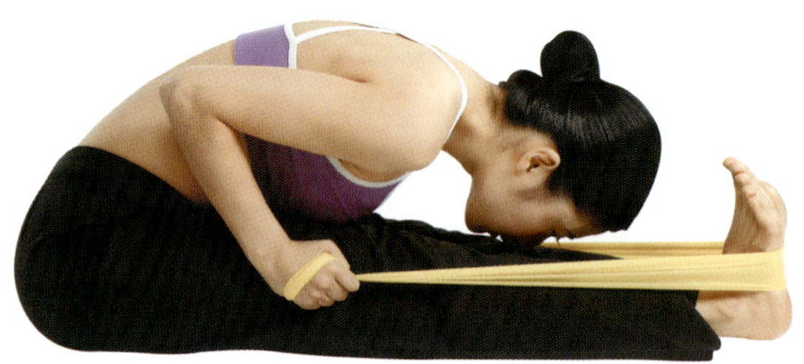

2

숨을 내쉬면서 양팔은 최대한 밴드를 잡아 당긴 다음 상체를 앞으로 숙여 10초를 센 다. 상체를 숙일 때는 엉덩이부터 움직여 서 등허리를 펴주도록 한다.

Mr.Doo's Advice

가슴이 무릎에 닿도록 한다. 이 동작이 힘들면 무릎을 약간 구부리거나 상체를 45도 정도만 숙인다.

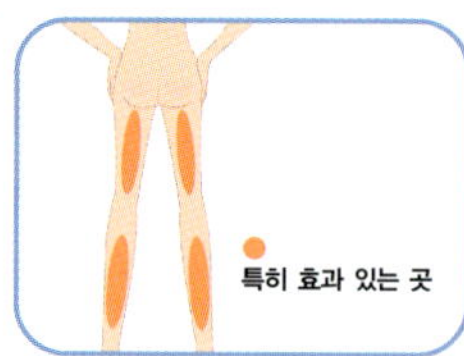

다리 스트레칭 2 | 다리는 물론 뱃살까지 들어간다

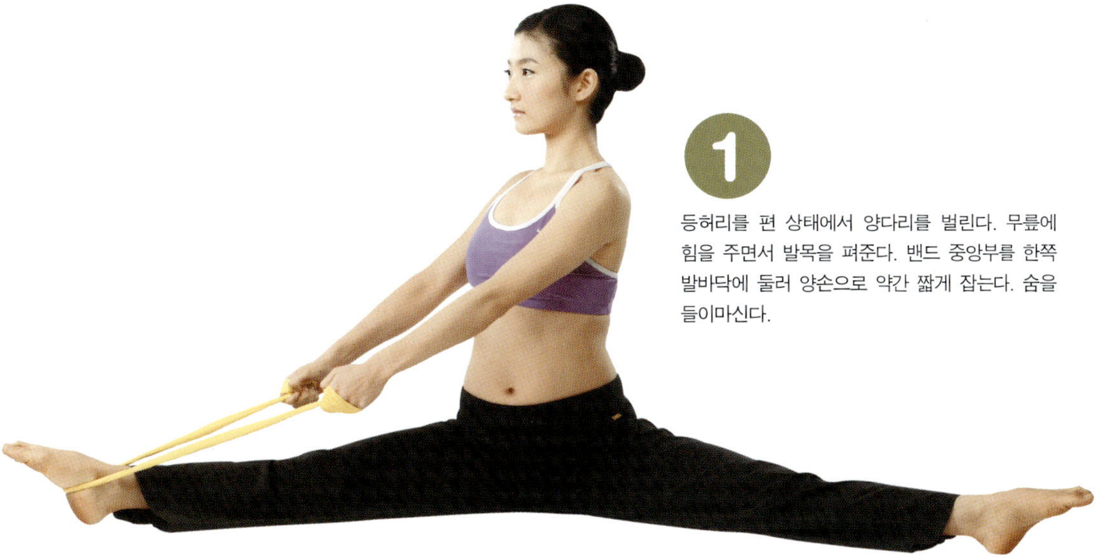

1

등허리를 편 상태에서 양다리를 벌린다. 무릎에 힘을 주면서 발목을 펴준다. 밴드 중앙부를 한쪽 발바닥에 둘러 양손으로 약간 짧게 잡는다. 숨을 들이마신다.

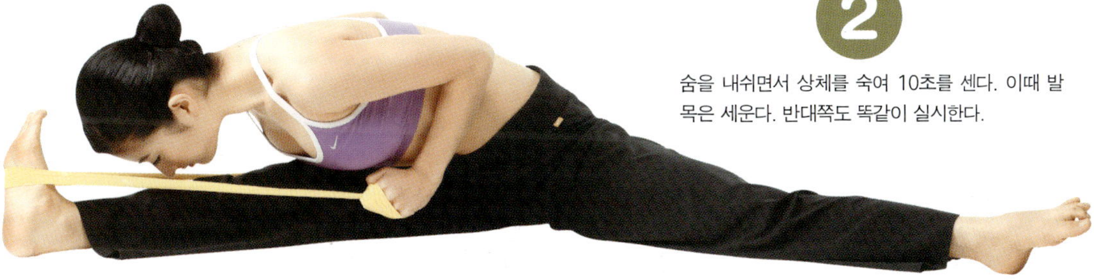

2

숨을 내쉬면서 상체를 숙여 10초를 센다. 이때 발목은 세운다. 반대쪽도 똑같이 실시한다.

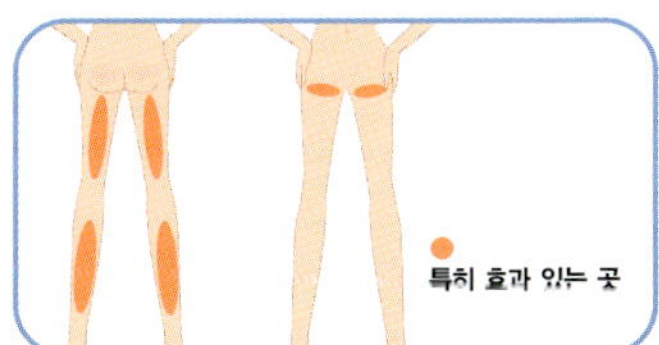

Mr.Doo's Advice

몸을 숙일 때 등허리를 펴주는 것을 잊지 말자. 처음부터 무리하지 말고 힘들면 45도 정도 기울여도 좋다. 상체를 숙일 때 밴드를 당겨준다.

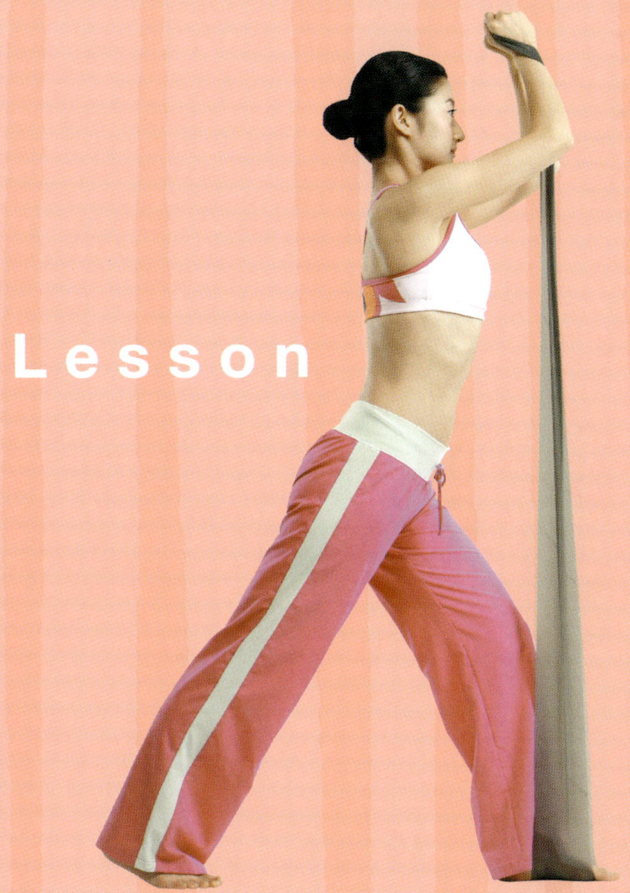

Lesson

4

내 맘대로 골라 빼자!
부위별 밴드 다이어트

허리 비틀기

허리가 잘록해진다

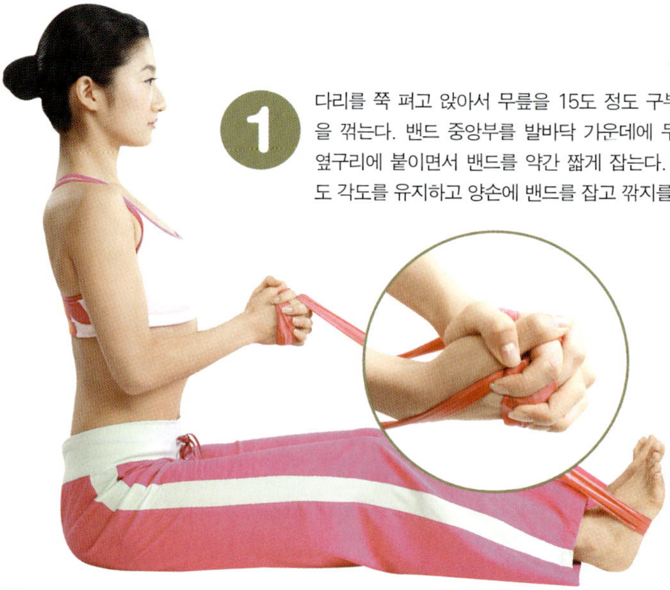

1 다리를 쭉 펴고 앉아서 무릎을 15도 정도 구부린 상태에서 발목을 꺾는다. 밴드 중앙부를 발바닥 가운데에 두른 다음 팔꿈치를 옆구리에 붙이면서 밴드를 약간 짧게 잡는다. 이때 팔꿈치는 90도 각도를 유지하고 양손에 밴드를 잡고 깎지를 한다.

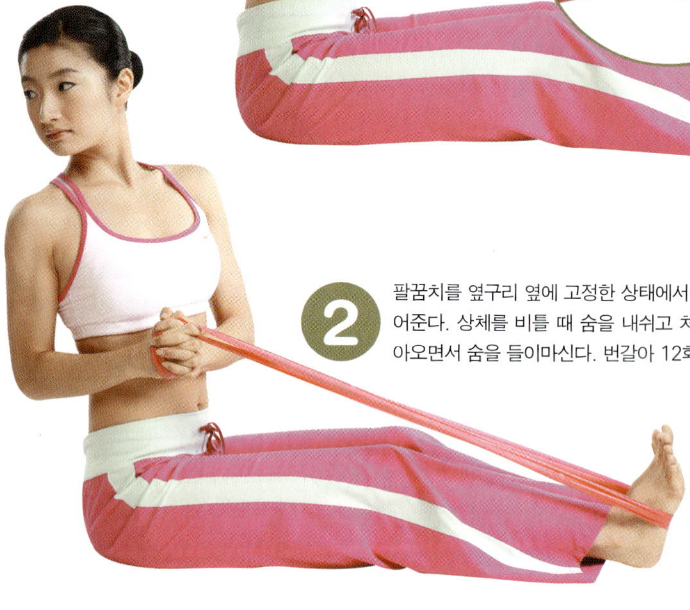

2 팔꿈치를 옆구리 옆에 고정한 상태에서 몸을 45도 정도 비틀어준다. 상체를 비틀 때 숨을 내쉬고 처음 자세로 천천히 돌아오면서 숨을 들이마신다. 번갈아 12회 3세트 실시한다.

Mr.Doo's Advice

허리를 펴고 어깨 긴장을 푼 상태에서 몸을 틀어준다. 팔꿈치는 옆구리에 고정시킨다. 시선도 같이 움직여라. 무릎을 편 채 동작을 하면 허리에 무리가 올 수가 있으므로 주의! 이때 발목을 꺾어 밴드가 쉽게 빠지지 않도록 한다.

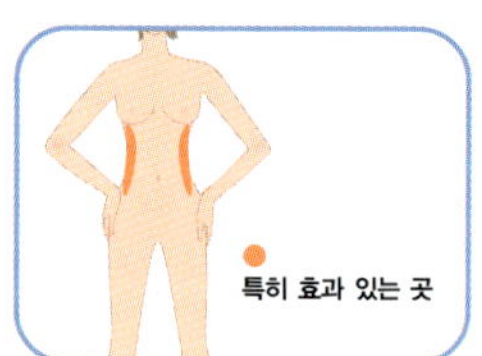

무릎 접고 내리기

배를 납작하게 해준다

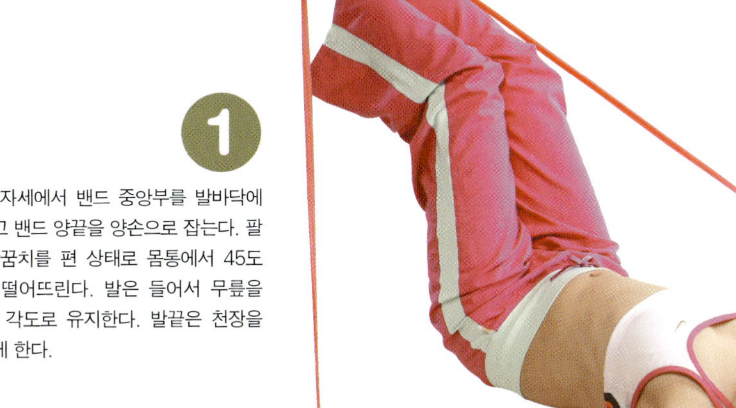

1

누운 자세에서 밴드 중앙부를 발바닥에 두르고 밴드 양끝을 양손으로 잡는다. 팔은 팔꿈치를 편 상태로 몸통에서 45도 정도 떨어뜨린다. 발은 들어서 무릎을 90도 각도로 유지한다. 발끝은 천장을 향하게 한다.

2

밴드를 밑으로 밀면서 무릎을 편 상태로 다리를 내린다. 이때 무릎에 힘을 주어 다리가 바닥에서 20cm 정도 떨어지게 한다. 내릴 때 숨을 내쉬고 처음 자세로 돌아올 때 숨을 들이마신다. 12회 3세트 실시한다.

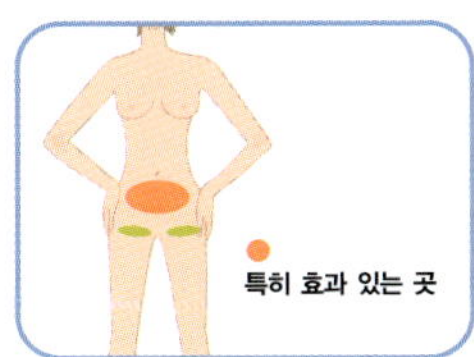
특히 효과 있는 곳

Mr.Doo's Advice

내릴 때 발끝은 천장을 향하게 하고 바닥과 다리는 15도 각도를 유지하도록 한다. 고개를 들지 말고 시선은 천장을 보도록 한다.

다리 내리기
최고의 아랫배 운동

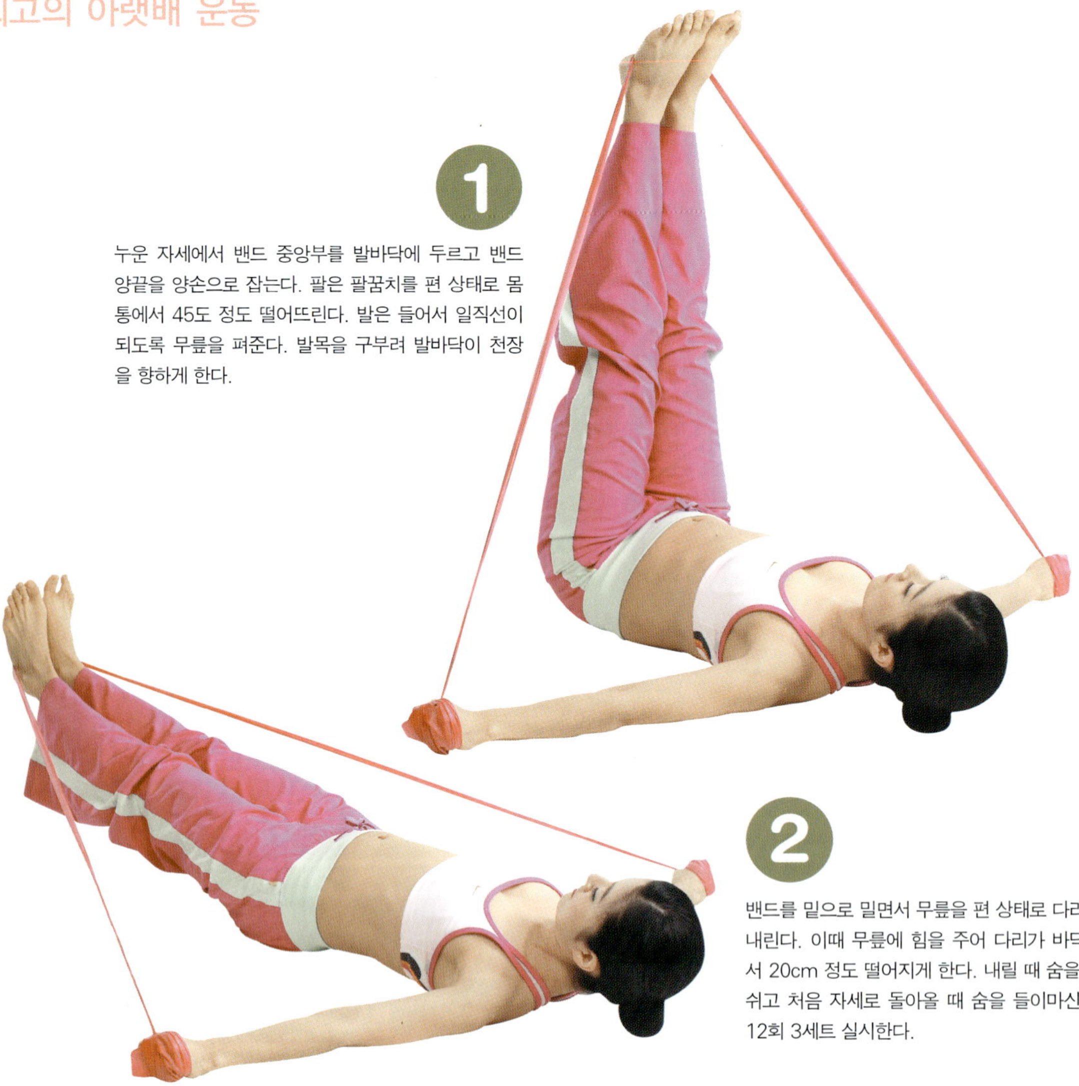

1

누운 자세에서 밴드 중앙부를 발바닥에 두르고 밴드 양끝을 양손으로 잡는다. 팔은 팔꿈치를 편 상태로 몸통에서 45도 정도 떨어뜨린다. 발은 들어서 일직선이 되도록 무릎을 펴준다. 발목을 구부려 발바닥이 천장을 향하게 한다.

2

밴드를 밑으로 밀면서 무릎을 편 상태로 다리를 내린다. 이때 무릎에 힘을 주어 다리가 바닥에서 20cm 정도 떨어지게 한다. 내릴 때 숨을 내쉬고 처음 자세로 돌아올 때 숨을 들이마신다. 12회 3세트 실시한다.

Mr.Doo's Advice

시선은 발끝을 보지 말고 천장을 보도록 한다. 다리를 내릴 때 발이 바닥에 닿지 않도록 주의한다. 밴드의 유연한 장력으로 인해 상체가 균형을 유지하기 위해 더 많이 운동하게끔 만든다.

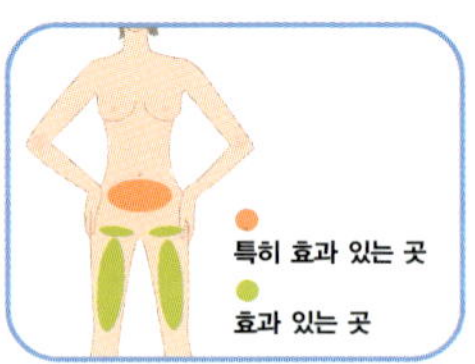

무릎 들기

허벅지가 가늘어진다

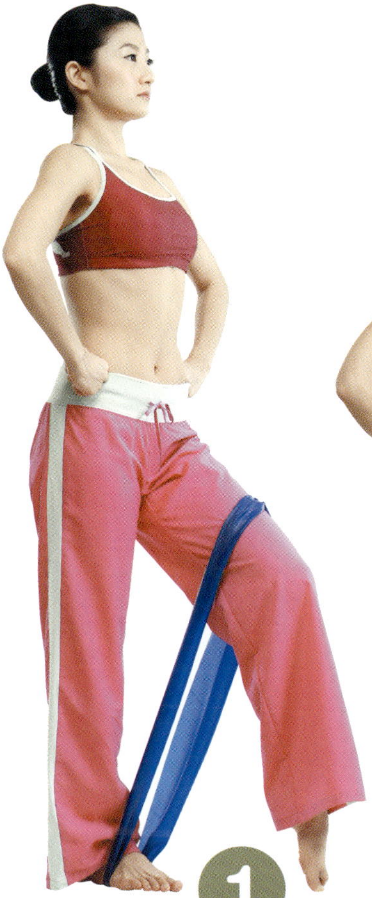

① 밴드를 짧게 묶는다. 한쪽은 오른쪽 발바닥 가운데에, 다른 한쪽은 왼쪽 허벅지 중간에 두른다. 왼쪽 발목을 편 상태에서 발끝을 세우고 무릎은 45도 구부려 정면을 향하게 한다. 오른쪽 무릎은 펴준다.

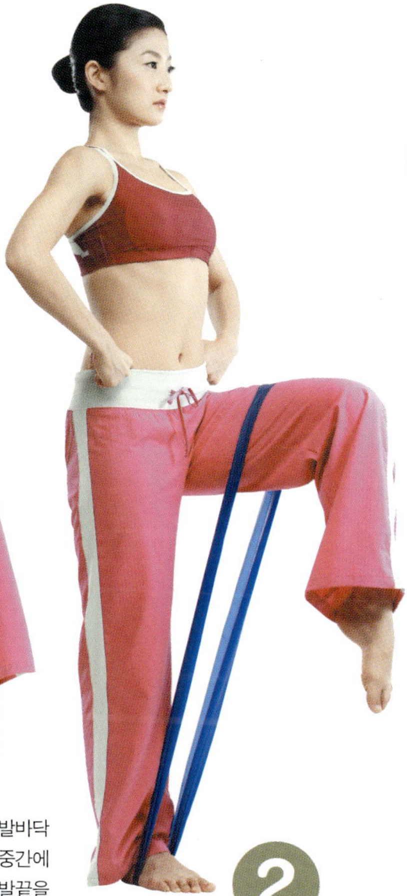

② 무릎을 90도 각도로 천천히 들어올린다.

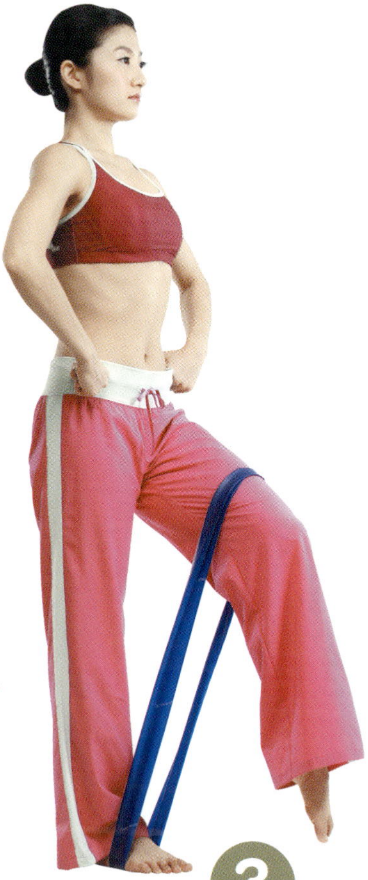

③ 내릴 때는 발끝이 바닥에 닿지 않게 한다. 다리를 올릴 때 숨을 내쉬고 처음 자세로 돌아갈 때 숨을 들이마신다. 반대쪽도 똑같이 실시한다. 번갈아 12회 3세트 실시한다.

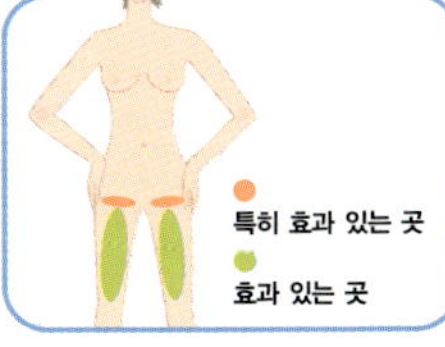

Mr.Doo's Advice

밴드가 무릎 밑으로 흘러내릴 수 있으므로 손으로 밴드를 잡고 진행해도 된다. 무릎이 허리선과 수평이 될 때까지 들어올린다. 무릎은 정면을 향하게 하고 다리 사이가 벌어지게 않도록 한다.

누워서 다리 들어올리기

허벅지 바깥쪽이 매끈해진다

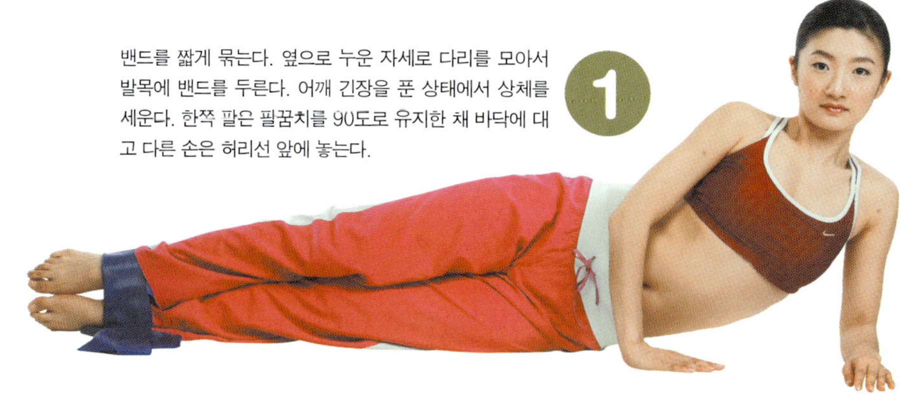

밴드를 짧게 묶는다. 옆으로 누운 자세로 다리를 모아서
발목에 밴드를 두른다. 어깨 긴장을 푼 상태에서 상체를
세운다. 한쪽 팔은 팔꿈치를 90도로 유지한 채 바닥에 대
고 다른 손은 허리선 앞에 놓는다.

①

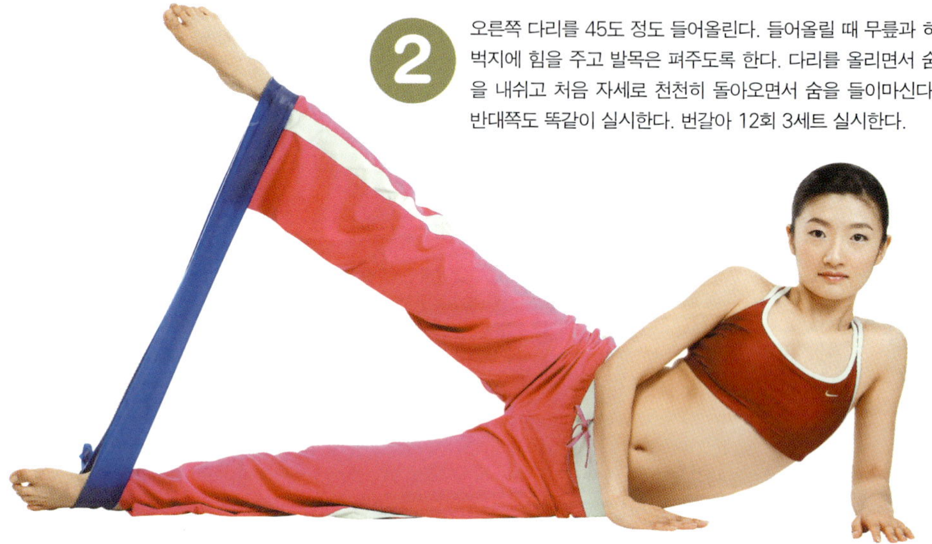

②

오른쪽 다리를 45도 정도 들어올린다. 들어올릴 때 무릎과 허
벅지에 힘을 주고 발목은 펴주도록 한다. 다리를 올리면서 숨
을 내쉬고 처음 자세로 천천히 돌아오면서 숨을 들이마신다.
반대쪽도 똑같이 실시한다. 번갈아 12회 3세트 실시한다.

Mr.Doo's Advice

처음 자세에서 골반은 세우고 다리와 허리는 일직선을 유지
한다. 팔을 바닥에 대고 있는 쪽 어깨는 펴주도록 한다. 어
깨와 팔꿈치는 일직선으로 고정하고 팔꿈치는 90도 각도를
유지한다. 이때 손끝은 앞을 향하게 한다.

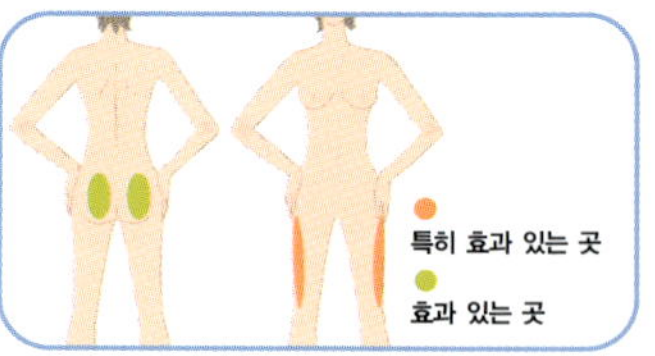

다리 접기
매력적인 다리를 만든다

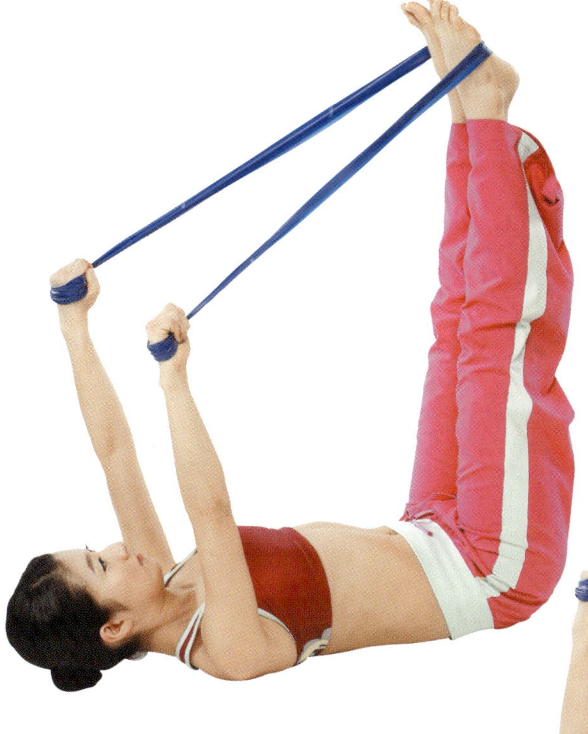

1

누운 자세에서 밴드를 약간 짧게 잡아서 밴드 중앙부를
발바닥 가운데에 두른다. 팔은 어깨 너비로 벌리고 어
깨와 팔은 일직선이 되게 한다. 다리는 모아서 무릎을
펴준다.

2

허벅지는 고정시킨 상태에서 발을 엉덩이 쪽으로
최대한 끌어당긴다. 발을 당길 때 숨을 내쉬고 처
음 자세로 천천히 돌아오면서 숨을 들이마신다.
12회 3세트 실시한다.

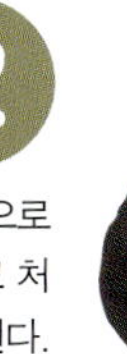
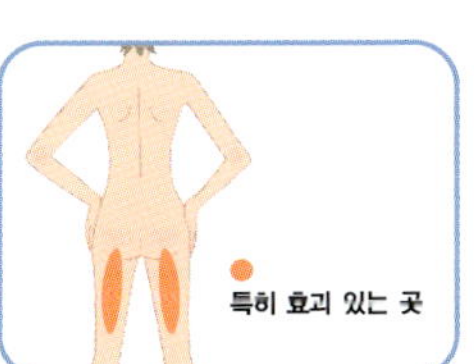

Mr.Doo's Advice
처음 자세에서 골반이 뜨지 않도록 한다. 발을 당길 때 발목
과 발끝은 쭉 펴도록 한다.

한 손으로 당기기
팔 아래와 앞쪽을 슬림하게

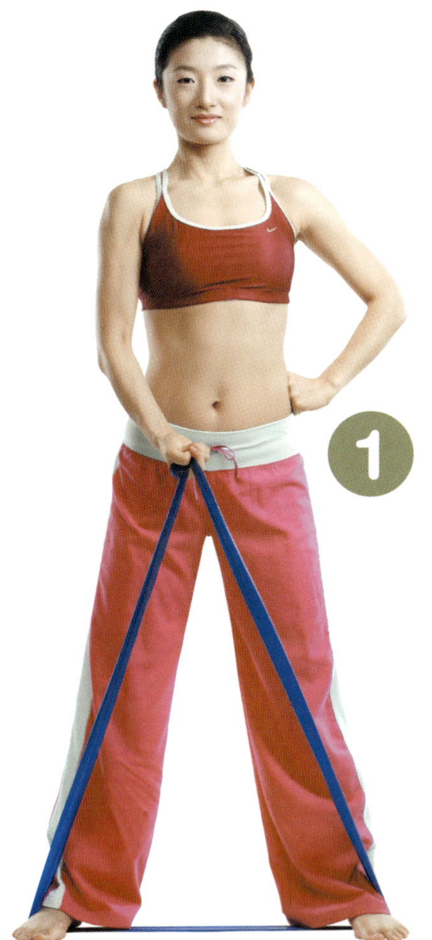

바르게 서서 발을 어깨 너비로 벌린 다음 밴드의 중앙부를 밟고 선다. 밴드의 양끝을 한 손으로 잡는다. 어깨 긴장을 풀고 팔꿈치를 15도 정도 안으로 구부린다. 엄지손가락은 대각선 방향으로 향하게 한다.

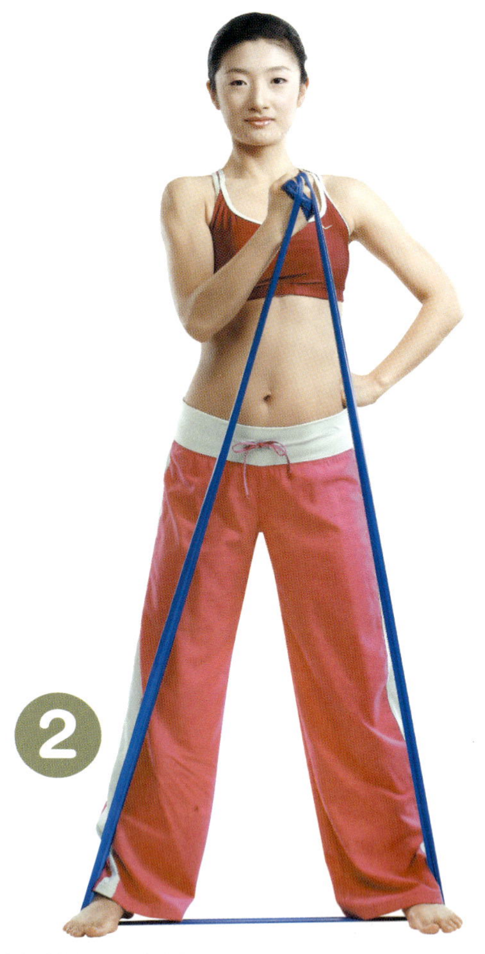

팔을 가슴 쪽으로 당기면서 숨을 내쉰다. 이때 손목이 꺾이지 않도록 한다. 처음 자세로 천천히 돌아오면서 숨을 들이마신다. 팔꿈치가 지나치게 펴지지 않도록 한다. 팔꿈치 관절에 무리가 올 수 있다. 반대쪽도 똑같이 실시한다. 번갈아 12회 3세트 실시한다.

Mr.Doo's Advice

처음 자세에서 팔 윗부분을 몸통에 붙이고 팔꿈치는 안쪽으로 45도 정도 틀어준다. 당길 때에는 대각선 가슴 쪽으로 올리면서 손목이 꺾이지 않게 주의한다. 밴드를 당길 때 팔꿈치를 고정시키도록 한다.

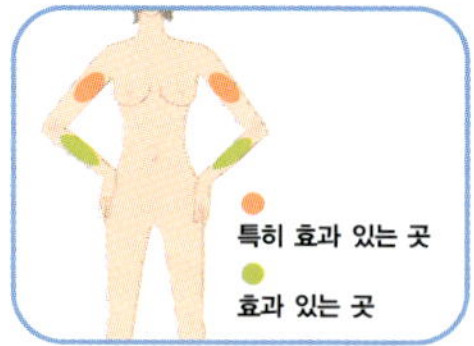

한 팔로 기지개 펴기
팔 뒤쪽과 어깨선이 아름다워진다

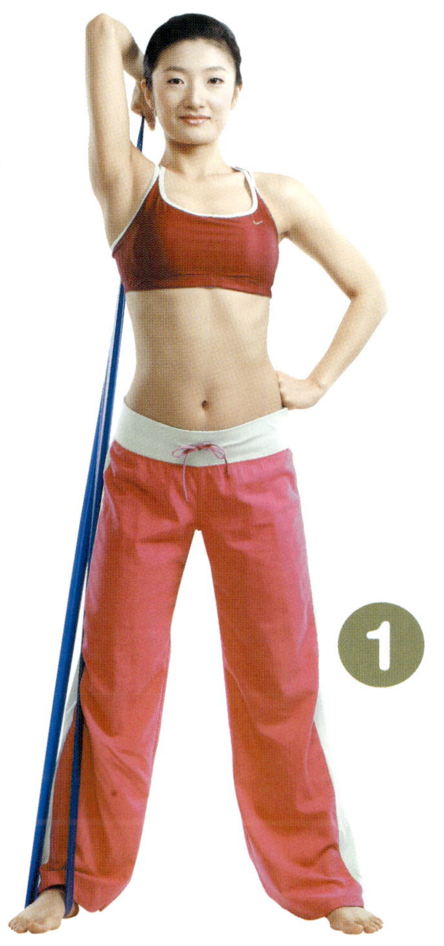

1

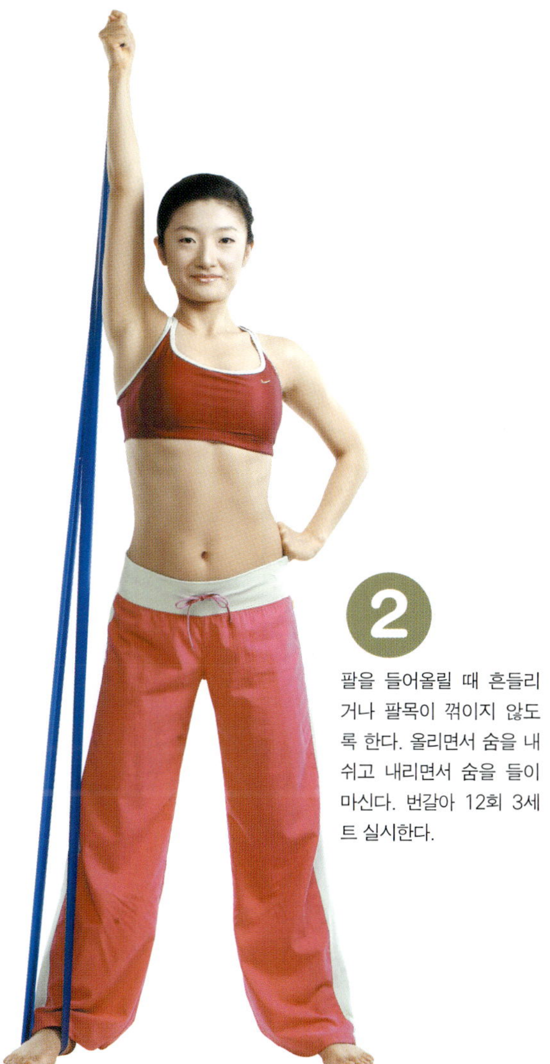

2

팔을 들어올릴 때 흔들리거나 팔목이 꺾이지 않도록 한다. 올리면서 숨을 내쉬고 내리면서 숨을 들이마신다. 번갈아 12회 3세트 실시한다.

발을 어깨 너비로 벌린 다음 한 발로 밴드의 중앙부를 밟고 선다. 가슴을 펴서 어깨가 구부정해지거나 등이 굽지 않게 한다. 밴드의 양끝을 같은 방향의 한 손으로 잡는다. 밴드를 가방을 메듯 어깨에 걸친다. 이때 팔꿈치는 귀에 닿을 만큼 손을 뒤로 보내 천장을 향하게 한다.

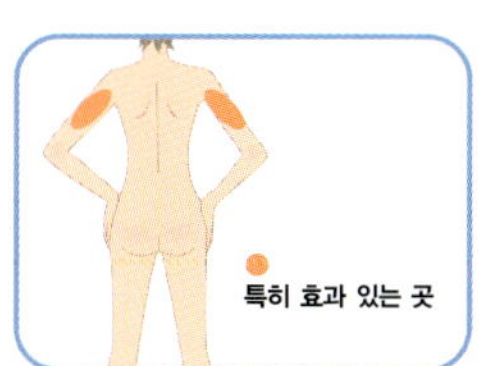

특히 효과 있는 곳

Mr.Doo's Advice

처음 자세에서 목과 허리가 일직선이 되게 하고 팔꿈치 안쪽을 귀에 가깝게 고정시킨다. 초보자는 팔꿈치가 흔들리지 않게 다른 한 손으로 팔꿈치를 고정시키도록 한다.

팔꿈치 구부렸다 펴기
팔, 어깨, 배까지 단련시킨다

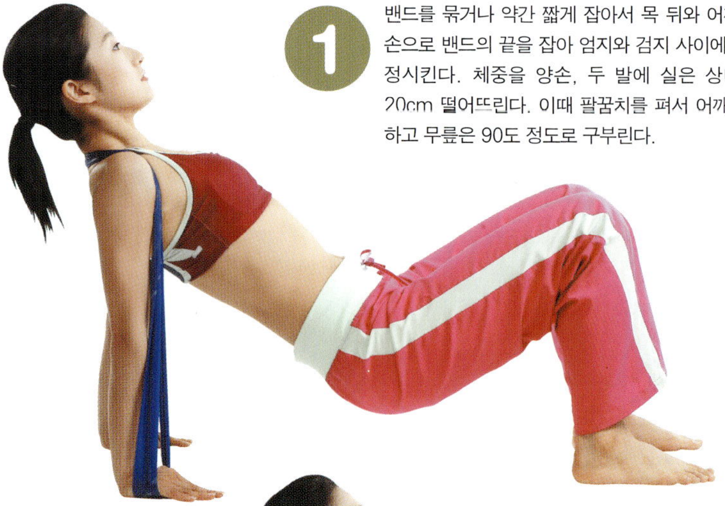

1 밴드를 묶거나 약간 짧게 잡아서 목 뒤와 어깨를 지나도록 두른다. 양손으로 밴드의 끝을 잡아 엄지와 검지 사이에 끼운 다음 손바닥으로 고정시킨다. 체중을 양손, 두 발에 실은 상태로 엉덩이를 바닥에서 20cm 떨어뜨린다. 이때 팔꿈치를 펴서 어깨와 팔이 일직선이 되도록 하고 무릎은 90도 정도로 구부린다.

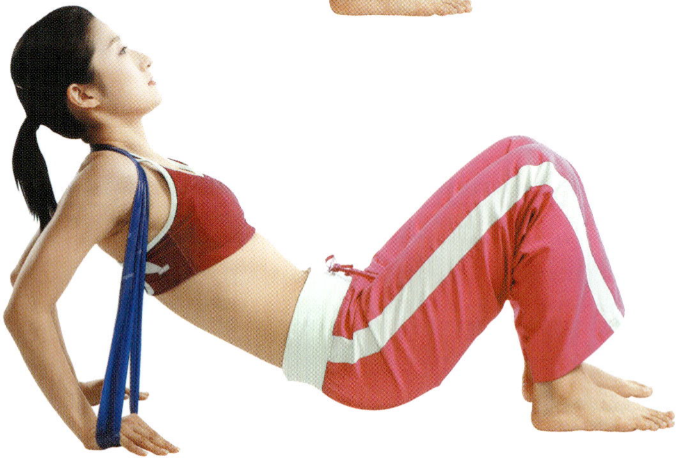

2 팔꿈치를 구부려 천천히 내려가면서 숨을 들이마신다. 등허리와 엉덩이는 일직선이 되게 펴주면서 고정시킨다. 처음 자세로 돌아가면서 숨을 내쉰다. 12회 3세트 실시한다.

Mr.Doo's Advice

엉덩이를 내릴 때 바닥에 닿지 않도록 한다. 복부에 힘을 주어 안으로 당겨야 자세가 잘 잡힌다. 어깨를 내려 목과 어깨의 긴장을 풀어준다. 손바닥이 옆으로 틀어지지 않도록 앞을 향하게 고정시킨다.

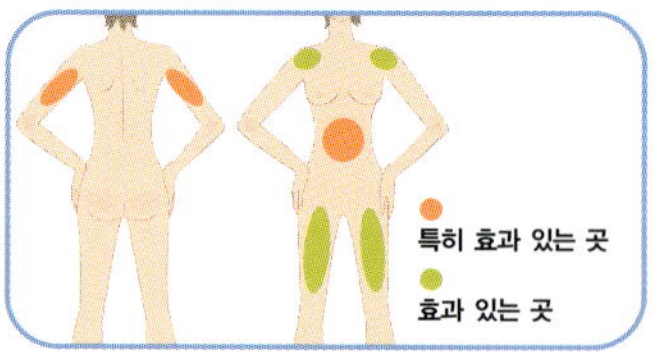

무릎 접어 올리기
엉덩이를 탱탱하게 올려준다

1 밴드를 짧게 묶는다. 엎드린 자세에서 밴드를 왼쪽 발목과 오른쪽 발바닥 가운데에 두른다. 팔은 어깨 너비로 벌리고 목, 등, 허리는 수평을 유지한다. 손바닥으로 바닥을 짚고 팔은 팔꿈치를 펴서 직선을 유지한다.

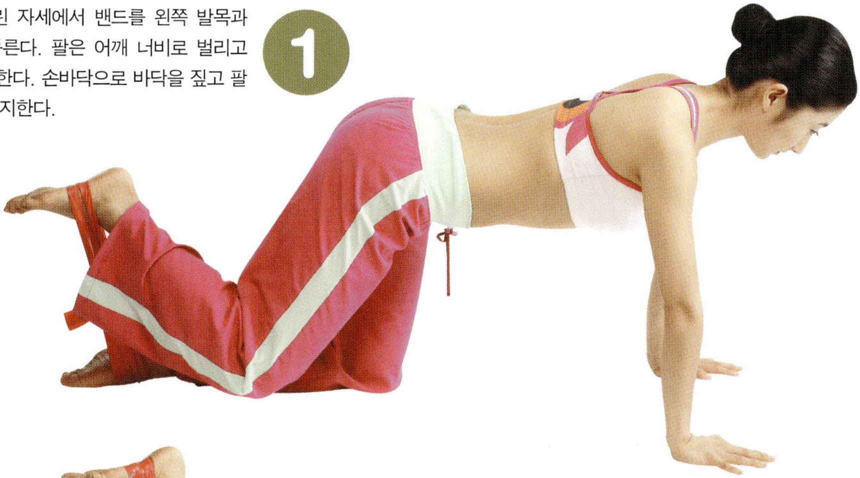

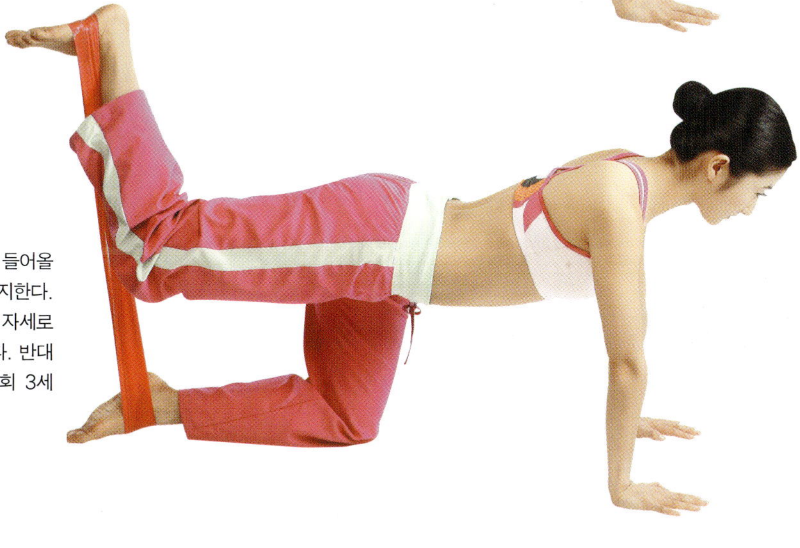

2 허벅지가 바닥과 수평이 될 때까지 들어올린다. 이때 무릎은 90도 각도를 유지한다. 발을 올리면서 숨을 내쉬고 처음 자세로 천천히 돌아오면서 숨을 들이마신다. 반대쪽도 똑같이 실시한다. 번갈아 12회 3세트 실시한다.

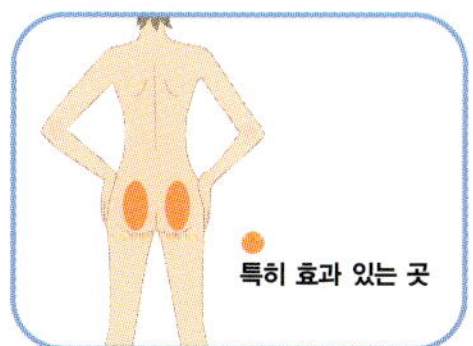
특히 효과 있는 곳

Mr.Doo's Advice
허리가 바닥으로 처지지 않도록 수평을 유지한다. 처음 자세에서 발을 들어올릴 때 허벅지는 엉덩이보다 10도 정도 올라가도록 한다. 그리면 엉덩이에 탄력이 생긴다.

한 발 뒤로 뻗기
섹시한 힙을 위해 엉덩이 근육을 자극한다

1

엎드린 자세에서 밴드를 오른쪽 발바닥 가운데(움푹 파인 곳)에 둘러 양손으로 밴드의 양끝을 고정시킨다. 목, 등, 허리는 쭉 펴서 수평을 유지한다. 팔은 어깨 너비로 벌리고 팔꿈치를 펴서 직선을 유지한다. 무릎은 90도로 구부린다.

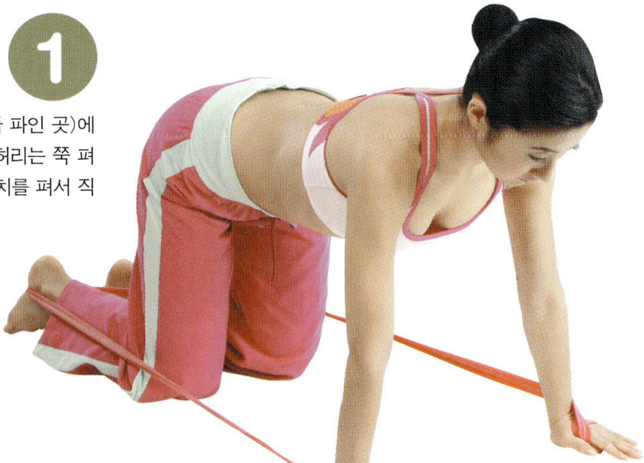

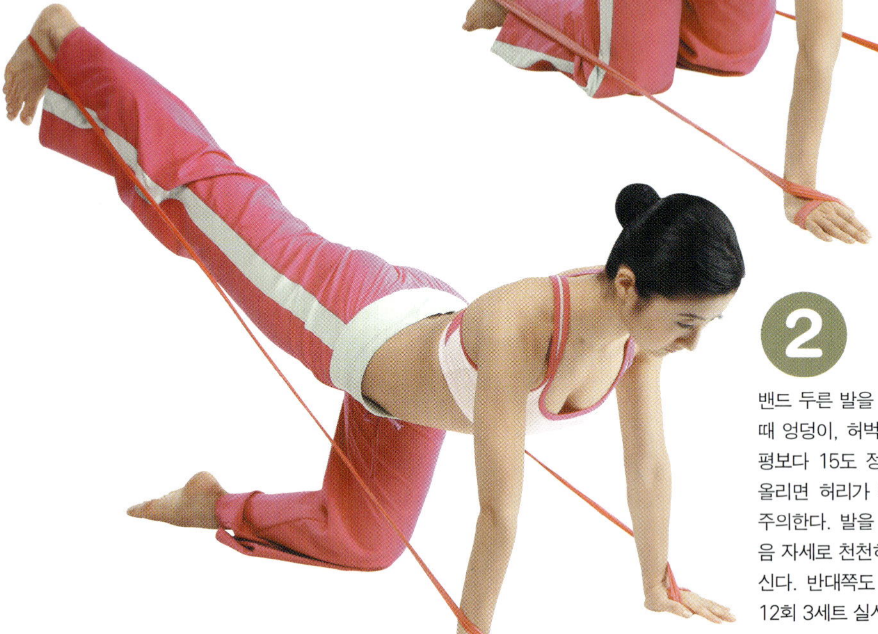

2

밴드 두른 발을 뒤로 밀면서 올려준다. 이때 엉덩이, 허벅지, 무릎을 죄어주면서 수평보다 15도 정도 더 올려준다. 그 이상 올리면 허리가 꺾여 무리를 주게 되므로 주의한다. 발을 올리면서 숨을 내쉬고 처음 자세로 천천히 돌아오면서 숨을 들이마신다. 반대쪽도 똑같이 실시한다. 번갈아 12회 3세트 실시한다.

Mr.Doo's Advice

엉덩이와 척추가 일직선이 되게 한다. 엉덩이를 내리거나 몸통을 돌리지 않도록 하며 허리는 바닥과 수평을 유지한다. 발을 올릴 때 허리가 꺾이지 않도록 주의한다. 처음 자세로 되돌아올 때 무릎은 바닥과 10cm 정도 떨어지도록 한다.

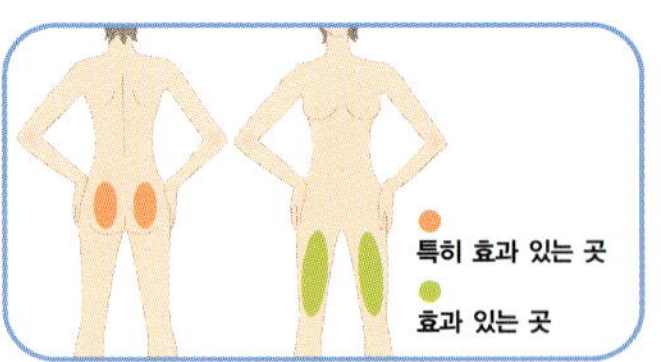

골반 들어올리기
골반의 틀어짐을 잡아야 엉덩이가 예뻐진다

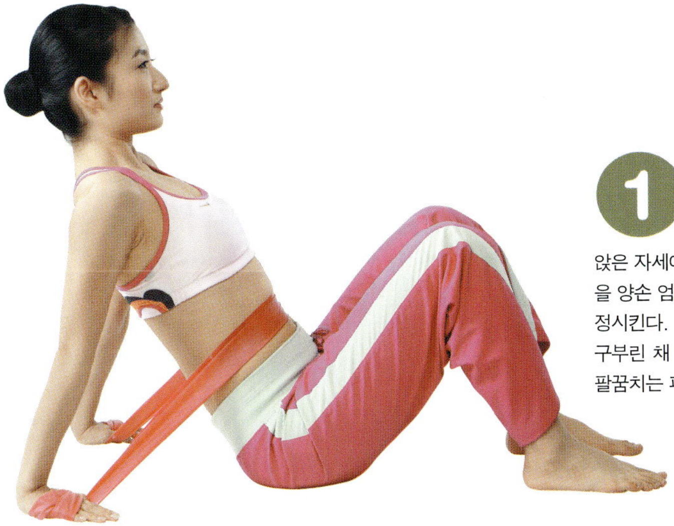

1

앉은 자세에서 밴드 중앙부를 배에 두른 후 밴드 양끝을 양손 엄지와 검지 사이에 끼운 다음 손바닥으로 고정시킨다. 손끝이 엉덩이 쪽을 향하게 한다. 무릎을 구부린 채 발은 골반 너비로 벌려 11자가 되게 한다. 팔꿈치는 펴준다.

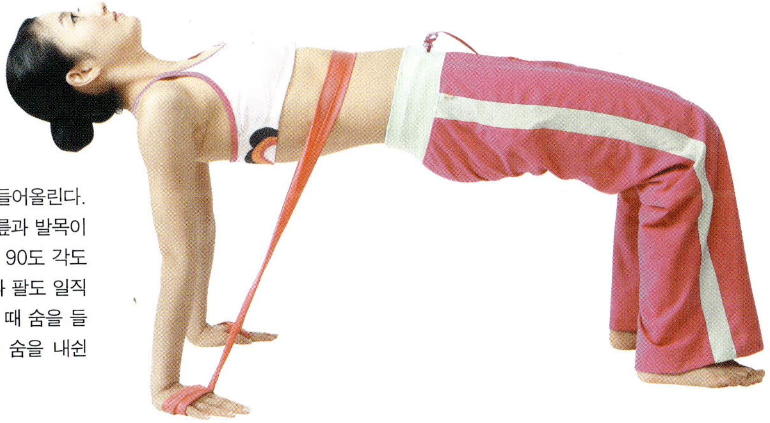

2

밴드를 당기면서 골반을 천천히 들어올린다. 무릎은 90도 각도를 유지하고 무릎과 발목이 일직선 되게 한다. 팔과 허리선이 90도 각도를 유지하고 팔꿈치를 펴서 어깨와 팔도 일직선이 되게 한다. 골반을 들어올릴 때 숨을 들이마시고 처음 자세로 돌아올 때 숨을 내쉰다. 12회 3세트 실시한다.

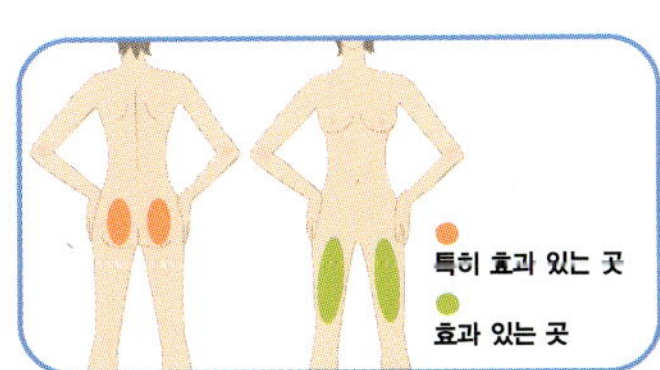

Mr.Doo's Advice

팔꿈치를 구부리지 않는다. 골반을 들어올렸을 때 머리를 너무 젖히지 않도록 하며 등, 엉덩이, 허벅지의 수평을 유지한다. 시선은 위를 보고 무릎과 발목이 일직선이 되게 한다. 내려갈 때 엉덩이는 바닥에서 10cm 정도 떨어지게 유지한다.

서서 뒤로 다리 차기

엉덩이는 탄력 있게, 다리는 날씬하게

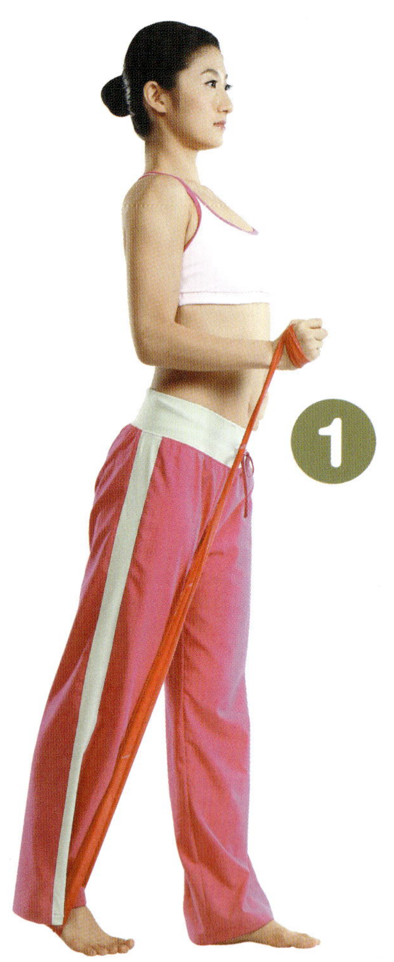

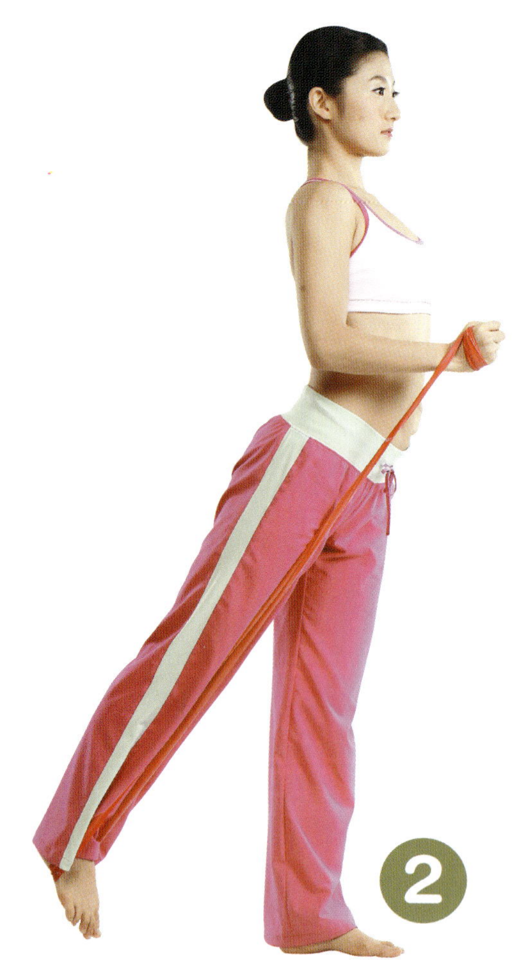

발을 모은 상태에서 오른발을 30cm 뒤에 놓는다. 밴드 중앙부를 발바닥 가운데에 두른 후 밴드 양끝을 오른손으로 잡는다. 팔꿈치는 90도 각도를 유지한다.

엉덩이, 허벅지, 무릎에 힘을 주면서 발을 뒤로 천천히 들어올린다. 제자리로 올 때에는 발이 바닥에 닿지 않도록 진행한다. 발을 올릴 때 숨을 내쉬고 내릴 때 숨을 들이마신다. 반대쪽도 똑같이 한다. 번갈아 12회 3세트 실시한다.

Mr.Doo's Advice

발을 뒤로 올릴 때 15도 정도 들어올린다. 이때 허리가 꺾이지 않도록 한다. 팔은 움직이지 않게 고정시킨다.

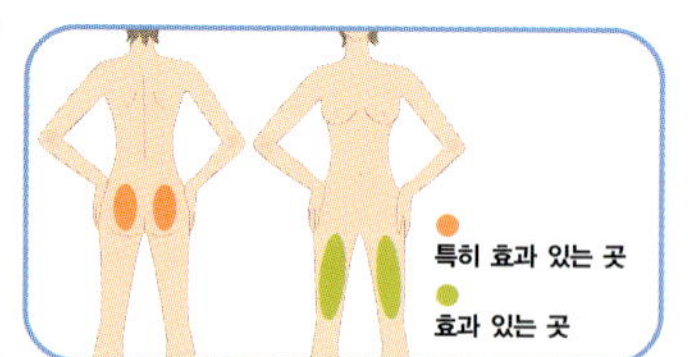

상체 밀기 1
섹시한 가슴을 만든다

① 밴드를 약간 짧게 잡아서 등 윗부분과 어깨를 지나도록 두른다. 손을 어깨 너비로 벌려 엄지와 검지 사이에 밴드를 끼운 다음 손바닥으로 고정시킨다. 무릎은 바닥에 붙이고 다리는 모아준다. 무릎을 약간 뒤로 이동해 엉덩이와의 경사가 45도 정도 되게 한다.

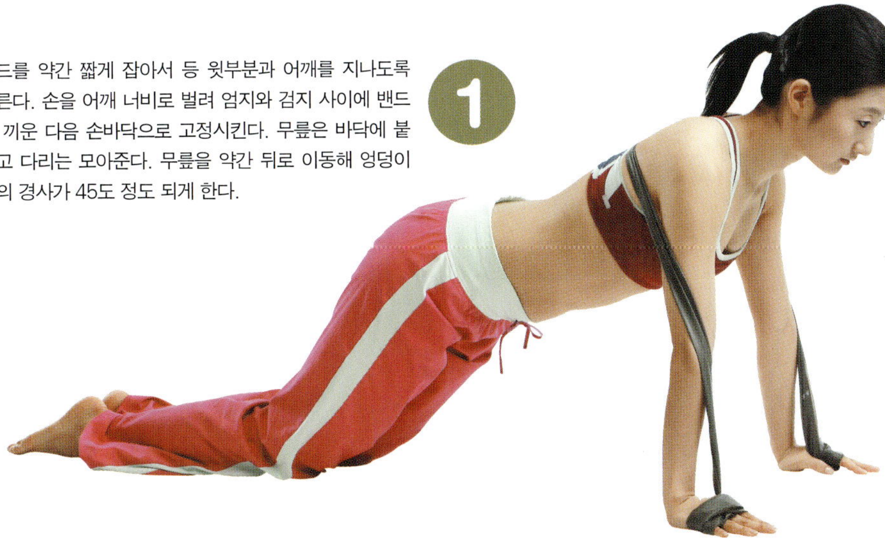

② 목, 등, 엉덩이를 일직선으로 유지한 채 숨을 들이마시면서 팔꿈치가 90도가 될 때까지 내려간다. 가슴이 바닥에서 10cm 정도 떨어지게 한다. 올라올 때 숨을 내쉰다. 12회 3세트 실시한다.

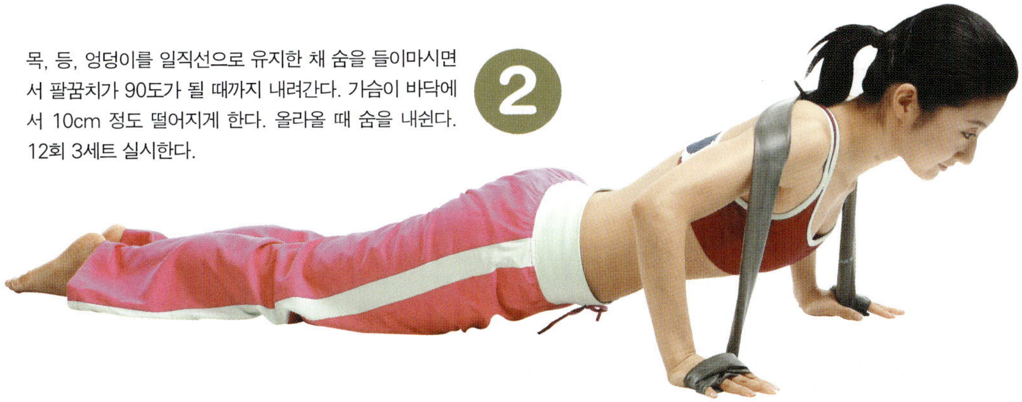

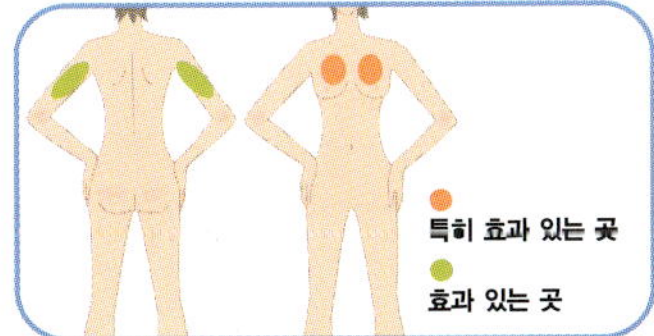

Mr.Doo's Advice
팔꿈치를 완전히 펴지 않는다. 상체 무게로 팔꿈치에 무리가 올 수 있다. 상체를 뒤로 젖힌 채 배를 바닥에 대지 않는다. 복부에 힘을 주고 진행하면 더 쉽게 진행할 수 있다. 이 동작이 익숙해지면 상체밀기2를 하도록 한다.

상체 밀기 2

가슴, 팔, 복부, 다리까지 몸 전체를 자극한다

1 밴드를 약간 짧게 잡아서 등 윗부분과 어깨를 지나도록 두른다. 손을 어깨 너비로 벌려 엄지와 검지 사이에 밴드를 끼운 다음 손바닥으로 고정시킨다. 무릎은 힘을 주면서 펴주고 다리는 모아준디. 양팔을 이께 너비로 벌리고 팔꿈치는 펴준다.

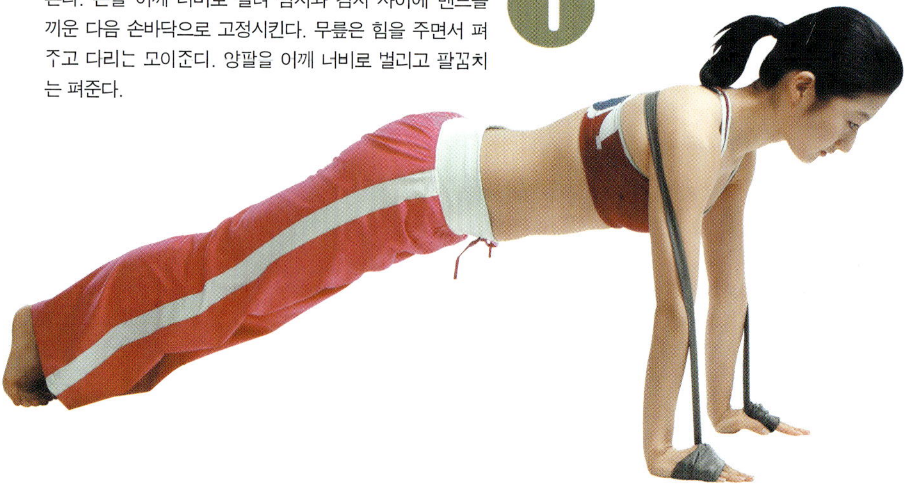

2 목, 어깨, 다리를 일직선으로 고정시키고 푸시업을 한다. 엉덩이와 다리가 수평을 유지하고 무릎이 바닥에 닿지 않게 한다. 이때 발목에 힘을 주고 발을 세운다. 내려갈 때 숨을 들이마시고 처음 자세로 돌아올 때 숨을 내쉰다. 10회 3세트 반복한다.

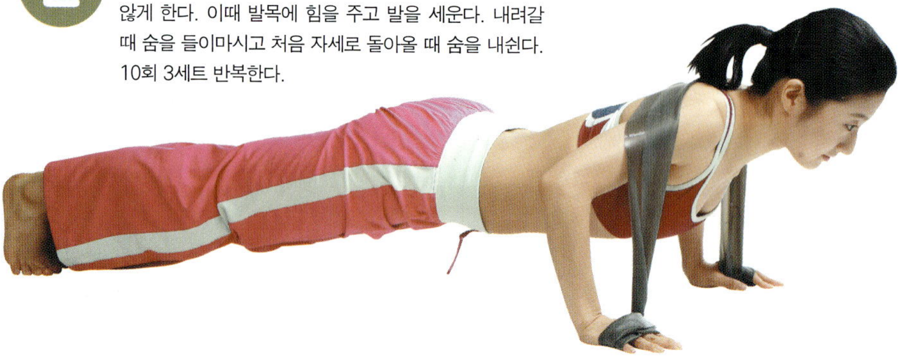

Mr.Doo's Advice

목, 등, 다리를 일직선이 되게 한다. 이때 배, 엉덩이, 다리에 힘을 준다. 내려갈 때 가슴이 바닥에서 10cm 정도 떨어지게 한다. 배가 바닥에 닿지 않도록 한다. 여성에게 힘든 동작이므로 무리하지 않도록 한다.

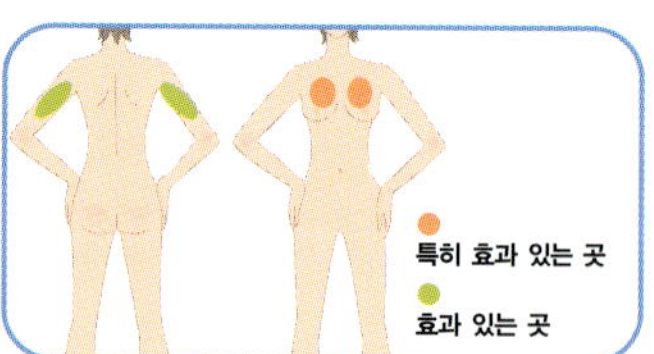

서서 가슴 모아주기

가슴을 예쁘게 모아준다

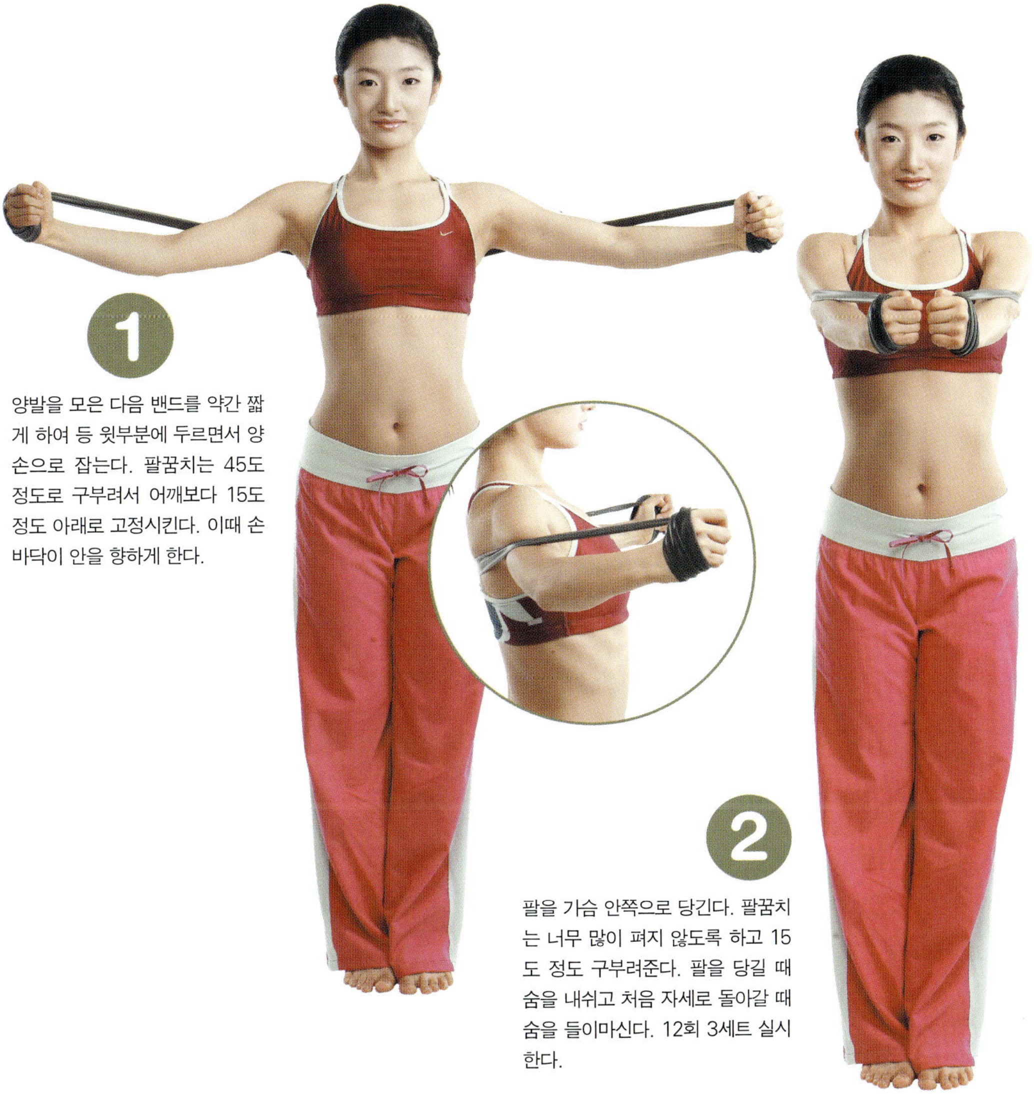

1

양발을 모은 다음 밴드를 약간 짧게 하여 등 윗부분에 두르면서 양손으로 잡는다. 팔꿈치는 45도 정도로 구부려서 어깨보다 15도 정도 아래로 고정시킨다. 이때 손바닥이 안을 향하게 한다.

2

팔을 가슴 안쪽으로 당긴다. 팔꿈치는 너무 많이 펴지 않도록 하고 15도 정도 구부려준다. 팔을 당길 때 숨을 내쉬고 처음 자세로 돌아갈 때 숨을 들이마신다. 12회 3세트 실시한다.

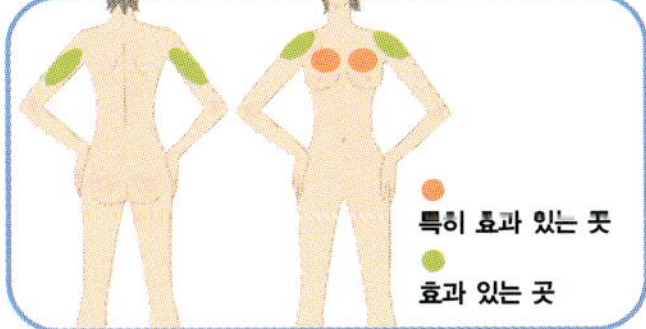

Mr.Doo's Advice

가슴을 펴고 등허리를 일직선이 되게 유지한다. 당길 때 가슴에 집중하면서 가슴의 힘으로 진행하도록 한다. 팔꿈치는 어깨보다 15도 정도 내리는 걸 잊지 말지. 수평일 경우 운동 효과를 제대로 볼 수 없다.

옆으로 올리기
아름다운 어깨를 만든다

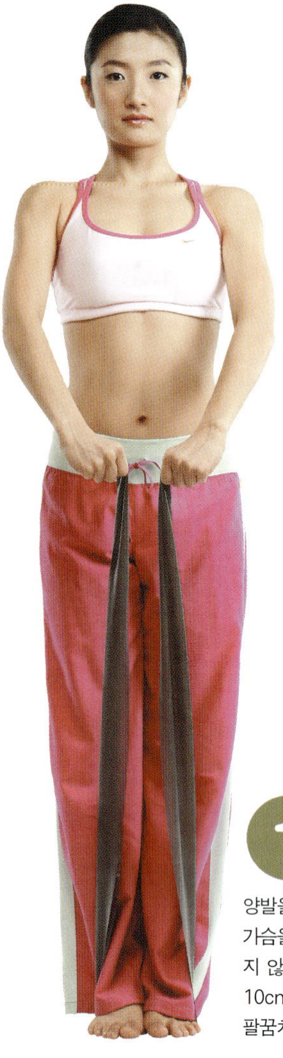

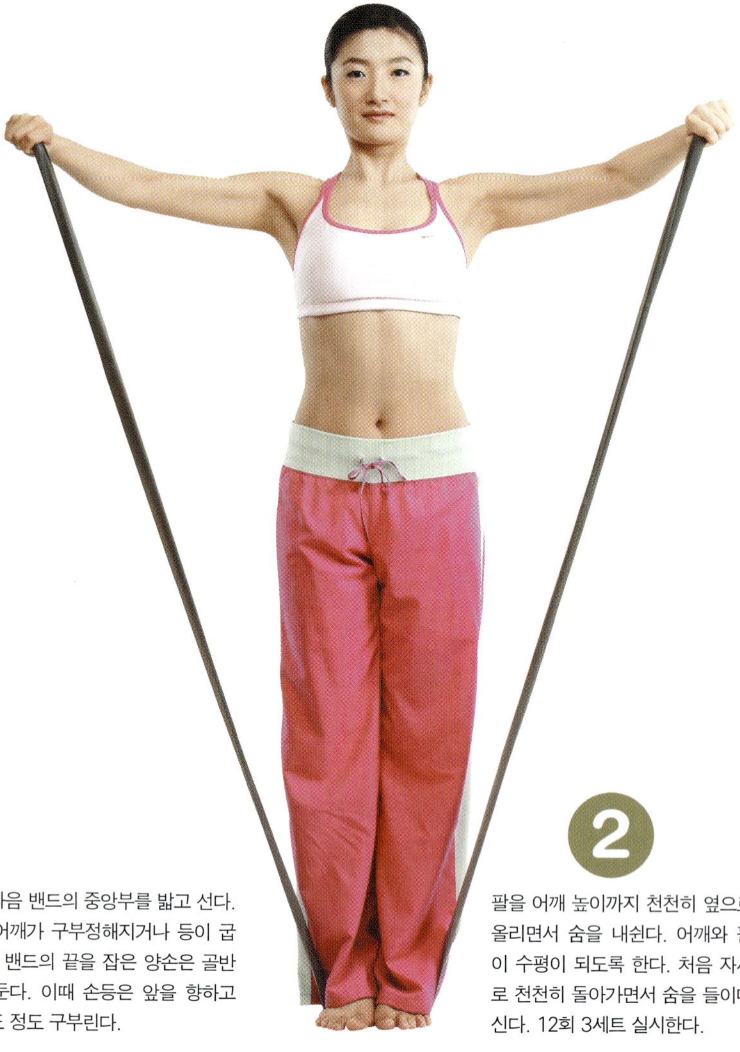

① 양발을 모은 다음 밴드의 중앙부를 밟고 선다. 가슴을 펴서 어깨가 구부정해지거나 등이 굽지 않게 한다. 밴드의 끝을 잡은 양손은 골반 10cm 앞에 둔다. 이때 손등은 앞을 향하고 팔꿈치는 15도 정도 구부린다.

② 팔을 어깨 높이까지 천천히 옆으로 올리면서 숨을 내쉰다. 어깨와 팔이 수평이 되도록 한다. 처음 자세로 천천히 돌아가면서 숨을 들이마신다. 12회 3세트 실시한다.

Mr.Doo's Advice
팔은 팔꿈치를 들어올린다는 느낌으로 올린다.

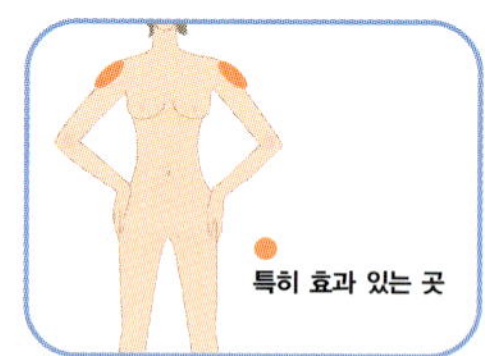
특히 효과 있는 곳

머리 위로 올리기
어깨선이 예뻐진다

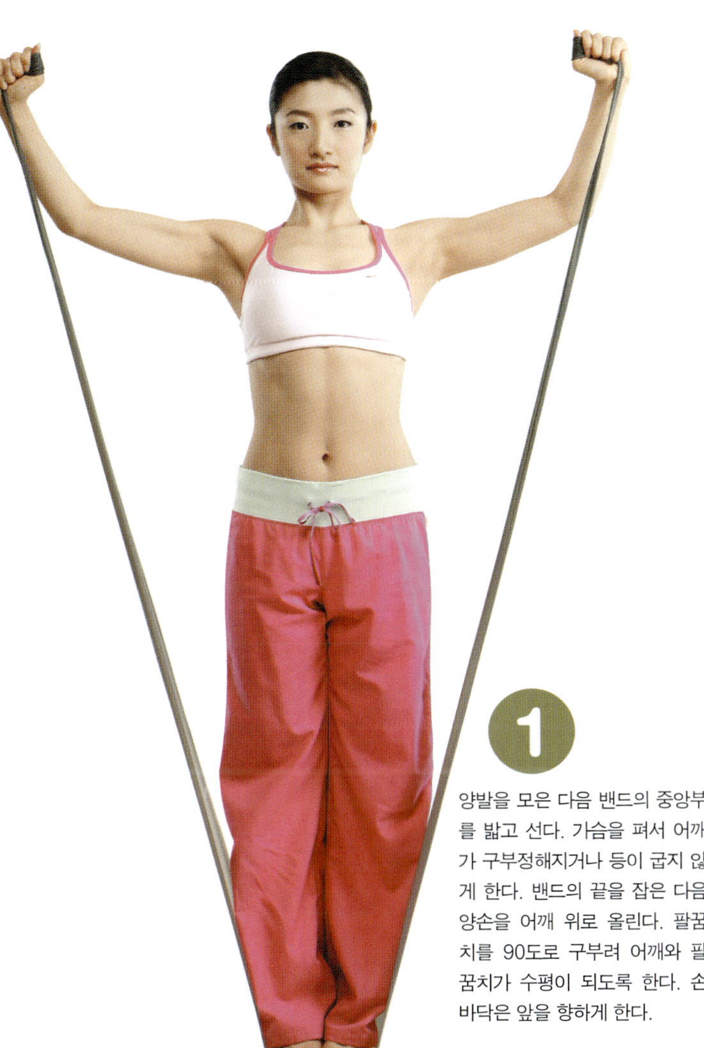

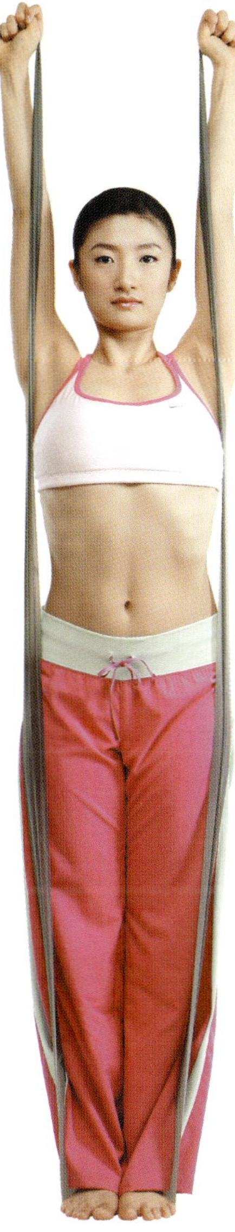

1

양발을 모은 다음 밴드의 중앙부를 밟고 선다. 가슴을 펴서 어깨가 구부정해지거나 등이 굽지 않게 한다. 밴드의 끝을 잡은 다음 양손을 어깨 위로 올린다. 팔꿈치를 90도로 구부려 어깨와 팔꿈치가 수평이 되도록 한다. 손바닥은 앞을 향하게 한다.

2

손을 머리 위로 올리면서 숨을 내쉰다. 이때 어깨는 힘을 뺀 채 귀와 닿지 않게 한다. 처음 자세로 천천히 돌아가면서 숨을 들이마신다. 12회 3세트 실시한다.

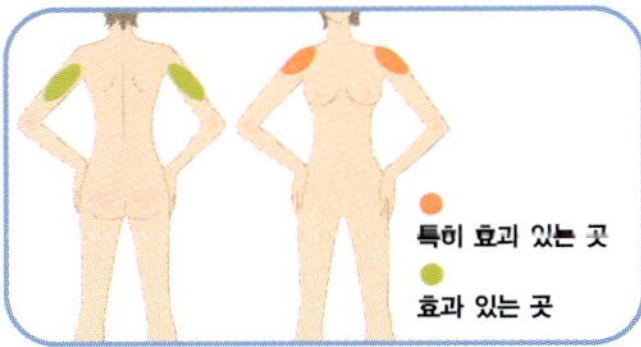

Mr.Doo's Advice
등을 펴고, 뒤쪽으로 휘지 않도록 한다. 복부는 팽팽하게 당긴다. 팔을 올릴 때 쭉 펴지 말고 팔꿈치를 10도 정도 구부린다. 치음 자세로 돌아올 때 수평과 각도를 유지한다.

양손 모아 올리기
어깨 결림을 풀어준다

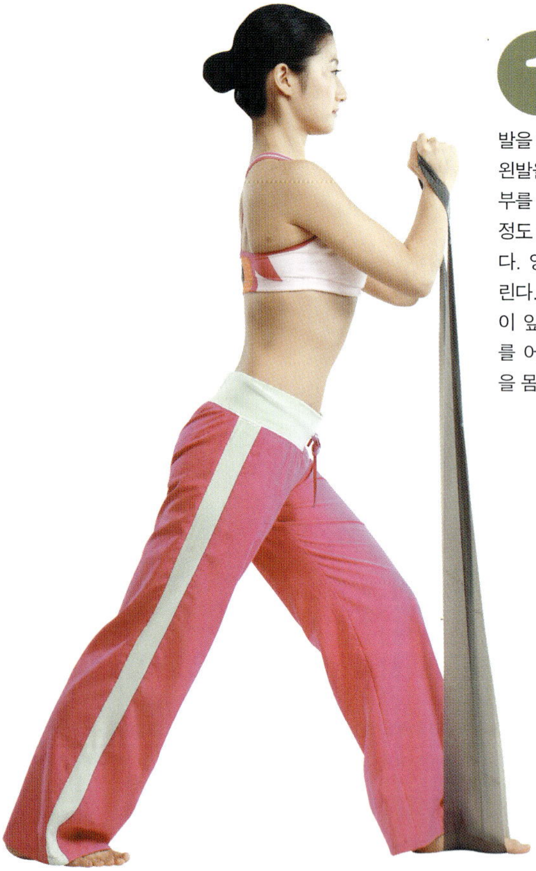

1 발을 어깨 너비보다 넓게 벌린 다음 왼발을 앞으로 내디뎌 밴드의 중앙부를 밟고 선다. 왼쪽 무릎을 45도 정도 구부린다. 오른발 뒤꿈치는 든다. 양손으로 밴드의 끝을 잡고 올린다. 양손을 마주대어 새끼손가락이 앞을 향하게 한다. 이때 팔꿈치를 어깨보다 15도 정도 내리고 팔을 몸쪽으로 당긴다.

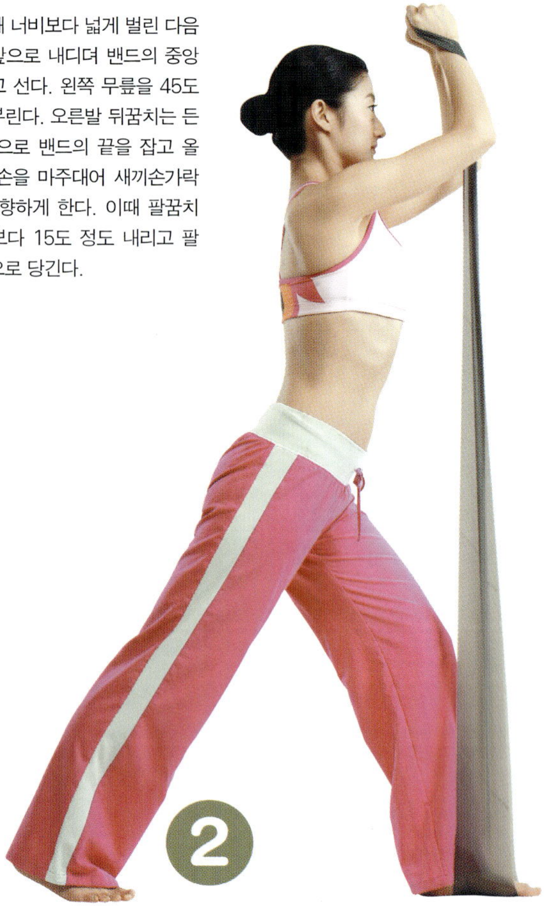

2 팔의 각도를 유지한 채 올리면서 숨을 내쉰다. 팔꿈치가 어깨보다 15도 정도 올라가도록 한다. 처음 자세로 천천히 돌아가면서 숨을 들이마신다. 12회 3세트 실시한다.

Mr.Doo's Advice
가슴을 펴고 복부에 힘을 주어 배를 안으로 당긴다. 어깨 긴장을 풀고, 굽힌 무릎이 발끝 선을 넘지 않는다. 앞에 내딘 발은 일직선으로 고정시키고 뒤쪽의 발은 15도 정도 틀어서 무릎을 펴준다. 진행할 때 양 팔꿈치가 벌어지지 않게 한다.

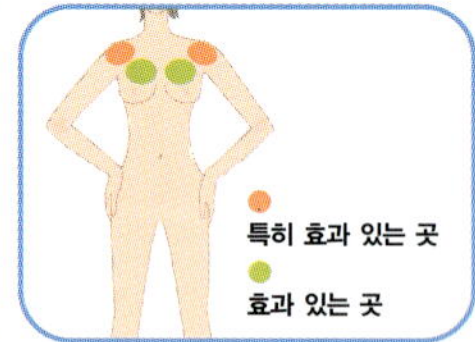

어깨 올리기
목덜미 라인이 샤프해진다

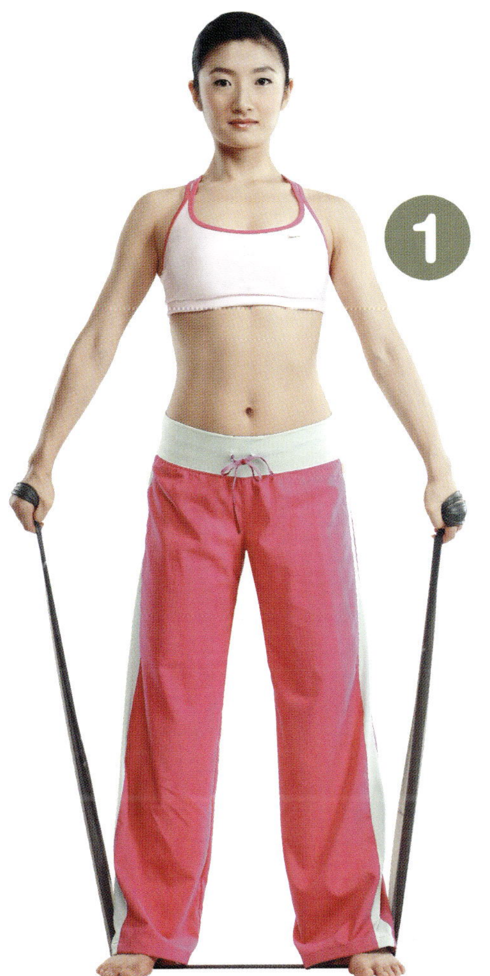

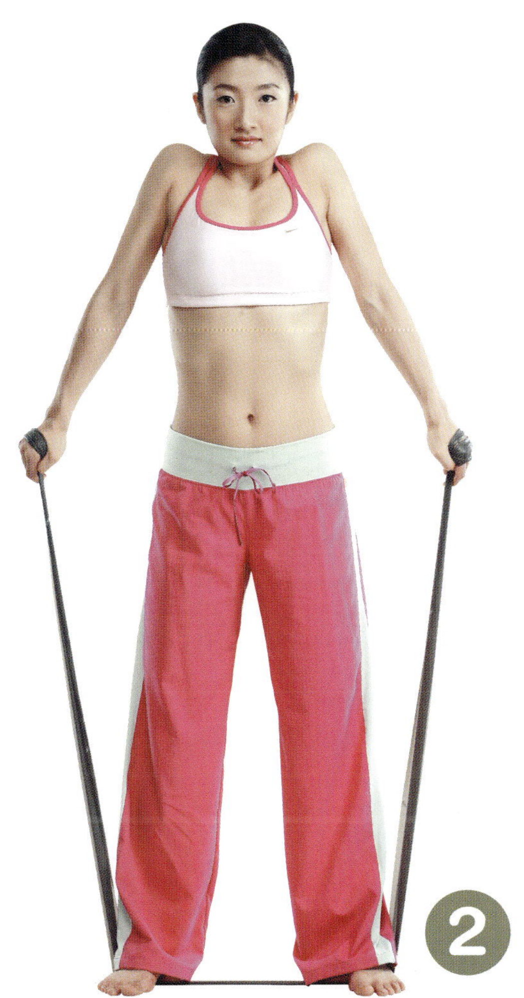

발을 어깨 너비로 벌린 다음 양발로 밴드 중앙부를 밟고
선다. 가슴을 펴고 배를 집어넣어 몸을 바르게 펴준다. 밴
드 잡은 손은 주먹을 쥔 채 엄지가 앞을 향하도록 한다.

팔꿈치를 편 상태에서 숨을 내쉬면서 어깨를 위로
올린다. 처음 자세로 돌아오면서 숨을 들이마신다.
12회 3세트 실시한다.

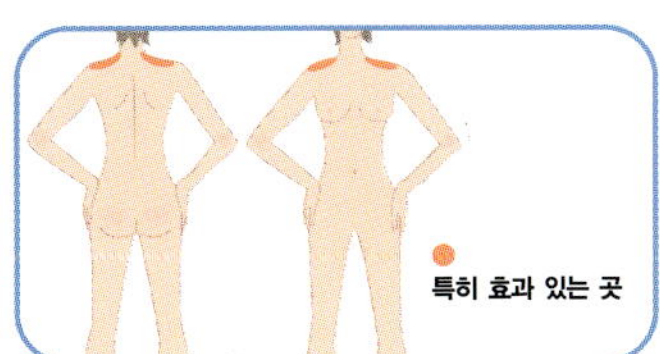

Mr.Doo's Advice
목 긴장을 푼 상태에서 어깨를 올려준다. 동작을 진행할 때
천천히 한다.

한 손으로 당기기

팽팽한 등 라인을 만든다

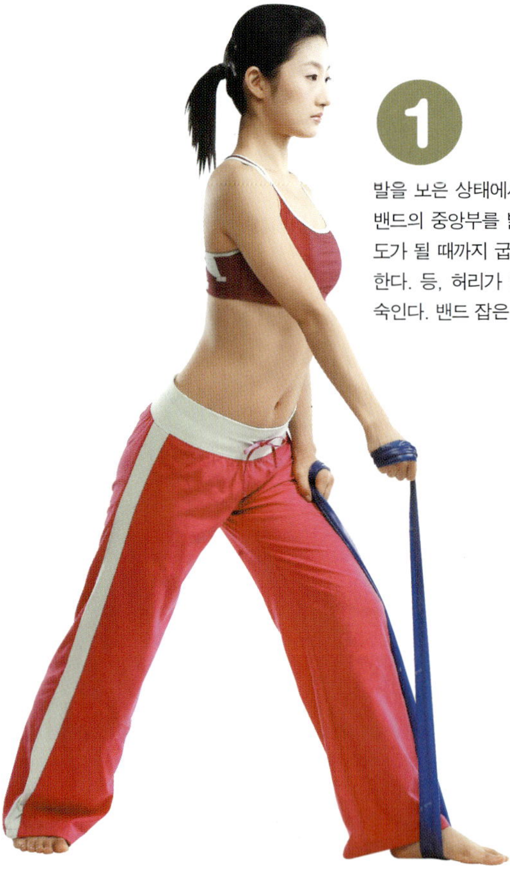

1

발을 모은 상태에서 왼발을 어깨 너비만큼 앞으로 내디뎌 밴드의 중앙부를 밟고 선다. 앞으로 나간 무릎이 45도 정도가 될 때까지 굽히고 팔꿈치는 편 상태로 바깥을 향하게 한다. 등, 허리가 일직선인 상태를 유지하면서 45도 정도 숙인다. 밴드 잡은 엄지손가락은 앞을 향하게 한다.

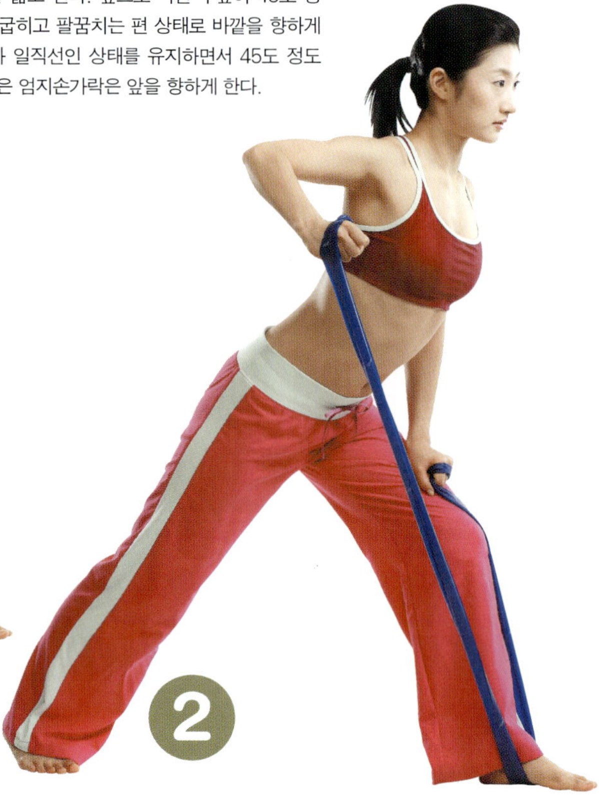

2

오른쪽 팔은 뒤로 들어올려 팔꿈치를 45도 정도 구부린 상태를 유지한다. 팔을 올릴 때 숨을 내쉬고 처음 자세로 돌아올 때 숨을 들이마신다. 반대쪽도 똑같이 실시한다. 번갈아 12회 3세트 실시한다.

Mr.Doo's Advice

목, 허리, 엉덩이가 일직선인 상태를 유지한다. 무릎이 발끝선을 넘지 않도록 한다. 밴드를 올릴 때는 최대한 뒤로 젖혀 등이 당겨지는 걸 느끼도록 한다. 뒷다리는 무릎을 펴주어 몸의 균형을 잡아준다.

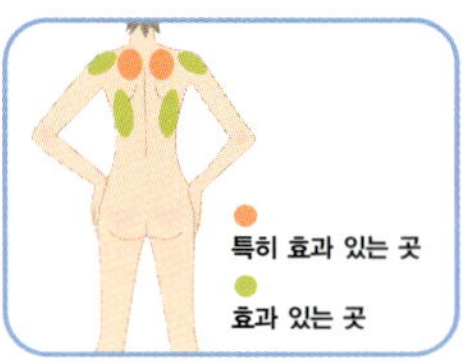

앉아서 당기기
아름다운 뒷맵시를 살린다

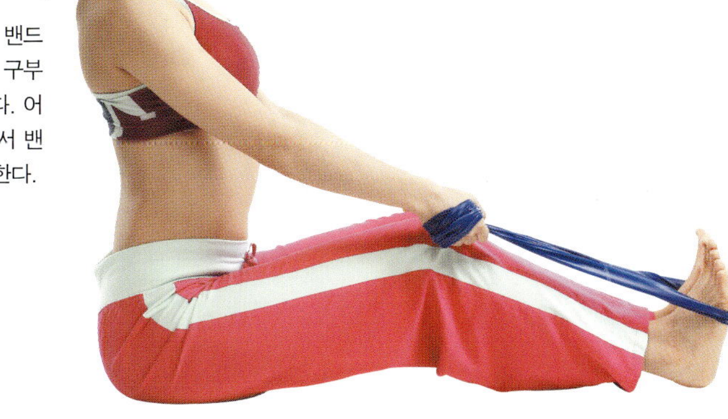

1

바르게 앉아서 발을 모은 다음 발바닥에 밴드
의 중앙부를 두른다. 무릎을 15도 정도 구부
린 상태에서 발끝이 천장을 보도록 세운다. 어
깨를 내려 긴장을 풀면서 팔꿈치를 쭉 펴서 밴
드를 잡는다. 엄지손가락이 앞을 향하게 한다.

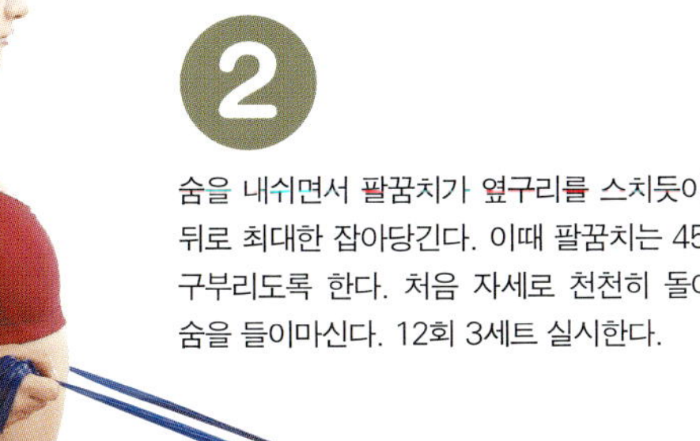

2

숨을 내쉬면서 팔꿈치가 옆구리를 스치듯이 밴드를
뒤로 최대한 잡아당긴다. 이때 팔꿈치는 45도 정도
구부리도록 한다. 처음 자세로 천천히 돌아오면서
숨을 들이마신다. 12회 3세트 실시한다.

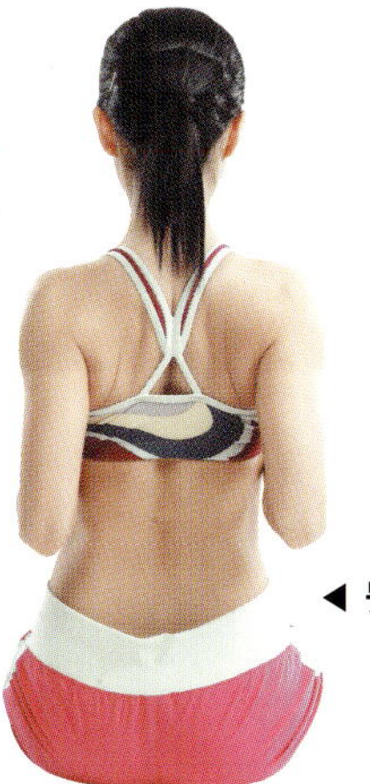

◀ 뒷모습

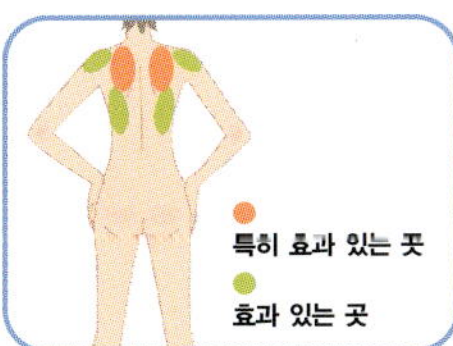

Mr.Doo's Advice
**팔꿈치가 옆구리를 스치듯이 당겨준다. 등에 집중하면서 진
행한다.**

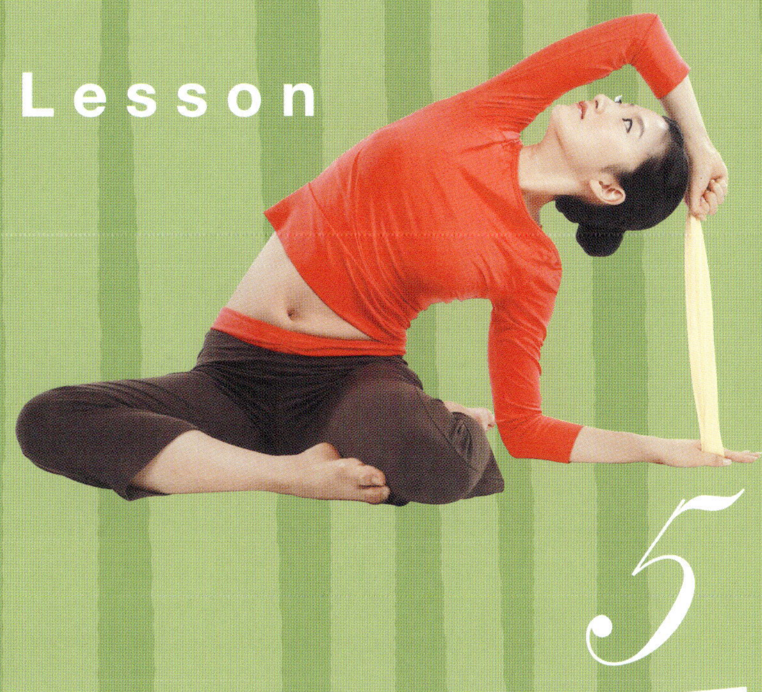

Lesson
5
완벽한 S라인을 살리는 밴드 요가

소머리 자세
가슴과 어깨 라인이 섹시해진다

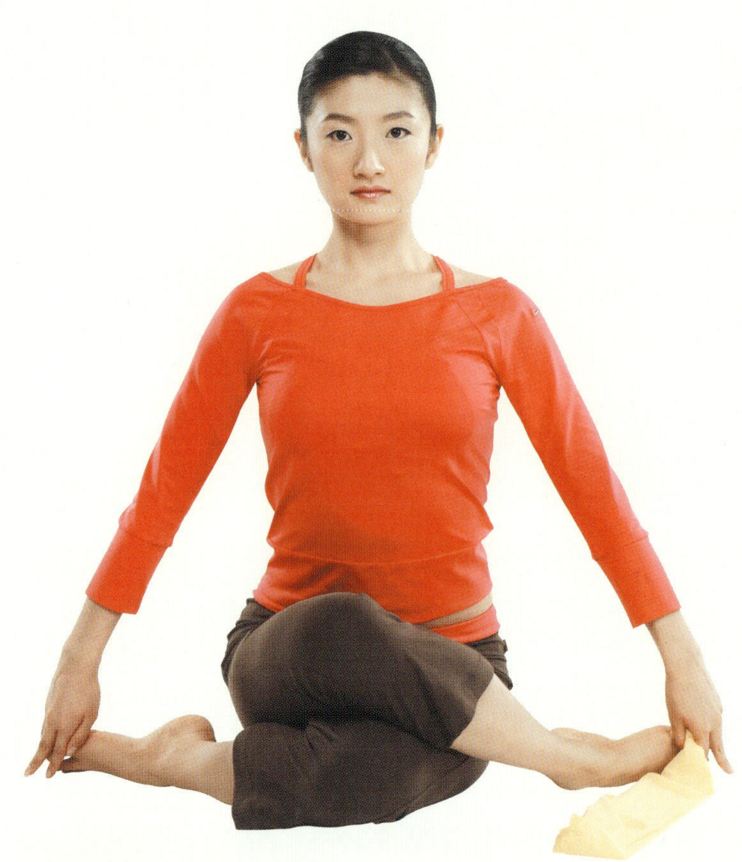

허리를 편 상태로 앉아서 오른쪽 다리를 왼쪽 다리 위로 교차시킨다.
밴드를 접어서 왼손에 잡는다.

Mr.Doo's Advice

어깨의 뭉친 근육을 풀어준다. 팔 뒤쪽을 자극해 팔뚝살을
매끈하게 정리해준다. 상체의 불균형을 바로잡아준다. 앉은
자세가 괄약근을 자극하기 때문에 내장 기능을 강화한다.

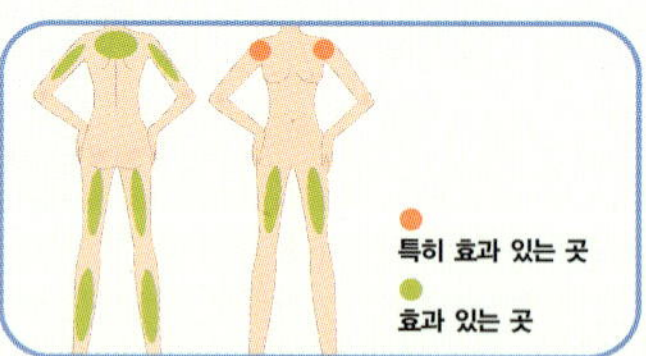

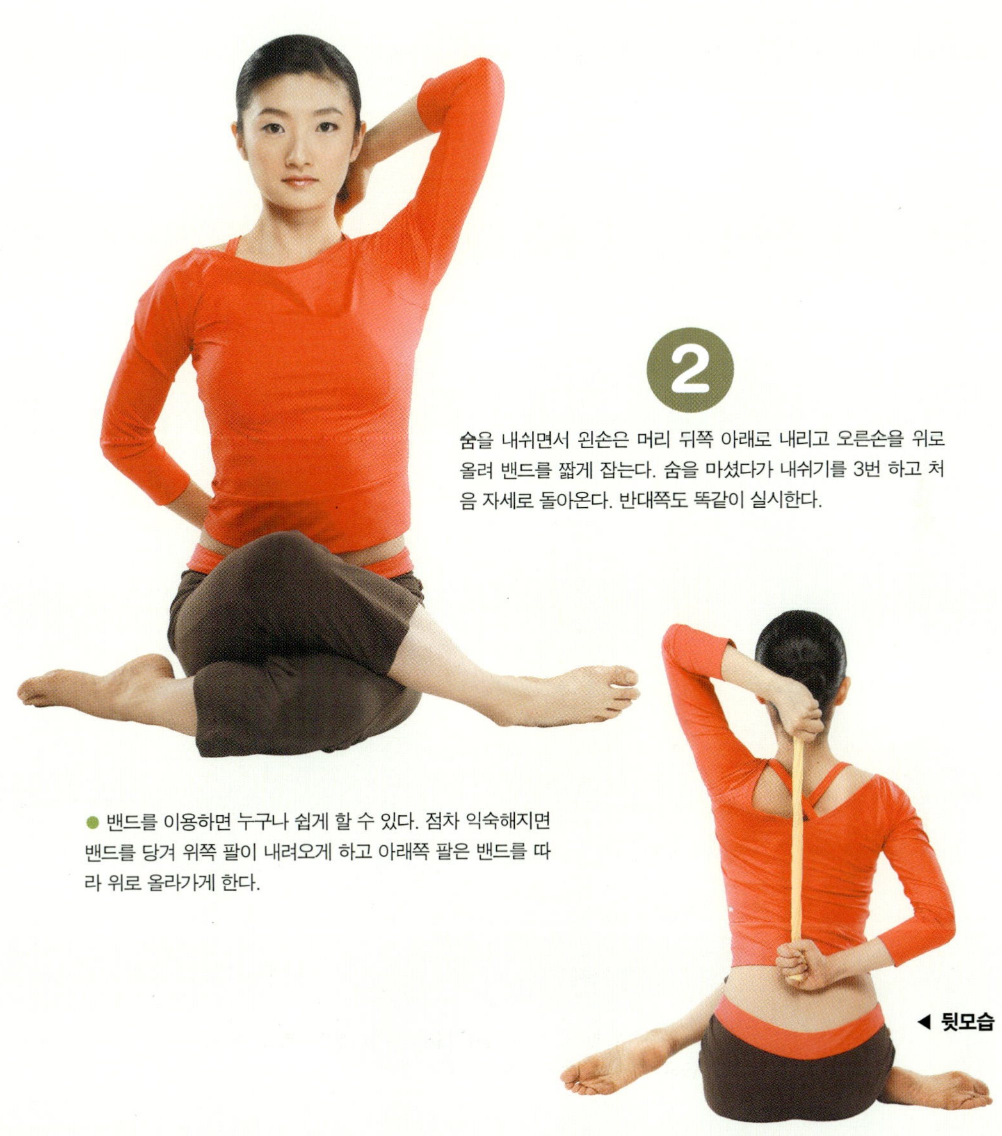

숨을 내쉬면서 왼손은 머리 뒤쪽 아래로 내리고 오른손을 위로 올려 밴드를 짧게 잡는다. 숨을 마셨다가 내쉬기를 3번 하고 처음 자세로 돌아온다. 반대쪽도 똑같이 실시한다.

● 밴드를 이용하면 누구나 쉽게 할 수 있다. 점차 익숙해지면 밴드를 당겨 위쪽 팔이 내려오게 하고 아래쪽 팔은 밴드를 따라 위로 올라가게 한다.

방아자세

허리 라인이 아름다워진다

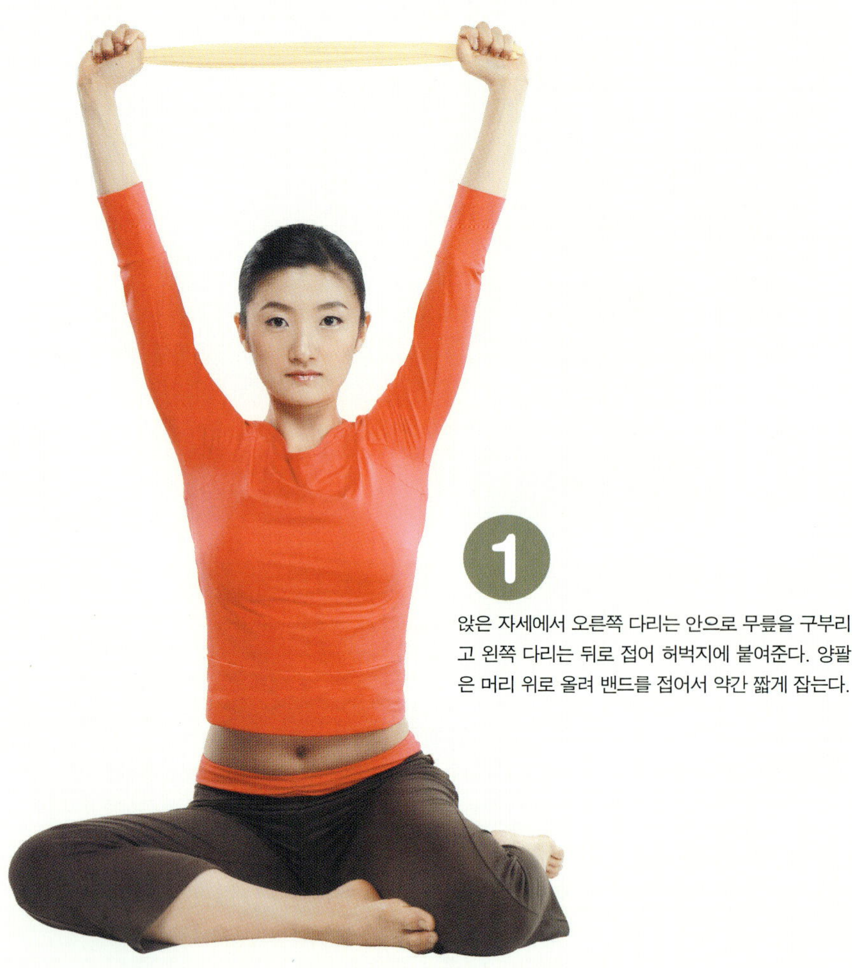

1

앉은 자세에서 오른쪽 다리는 안으로 무릎을 구부리
고 왼쪽 다리는 뒤로 접어 허벅지에 붙여준다. 양팔
은 머리 위로 올려 밴드를 접어서 약간 짧게 잡는다.

Mr.Doo's Advice

처음부터 너무 무리할 필요는 없다. 내가 할 수 있는 만큼만
기울여주도록 한다. 기분 좋은 정도로 스트레칭을 하다 보면
이 자세를 따라할 수 있다.

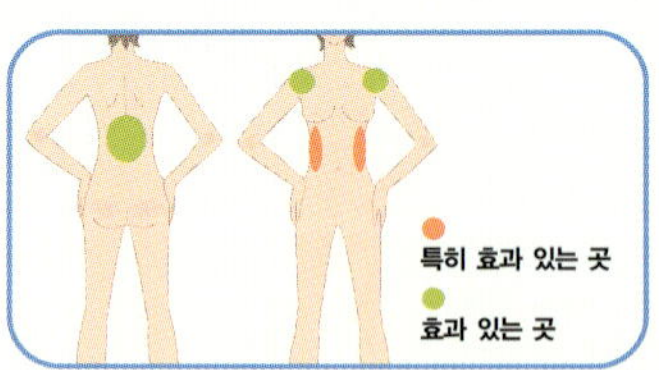

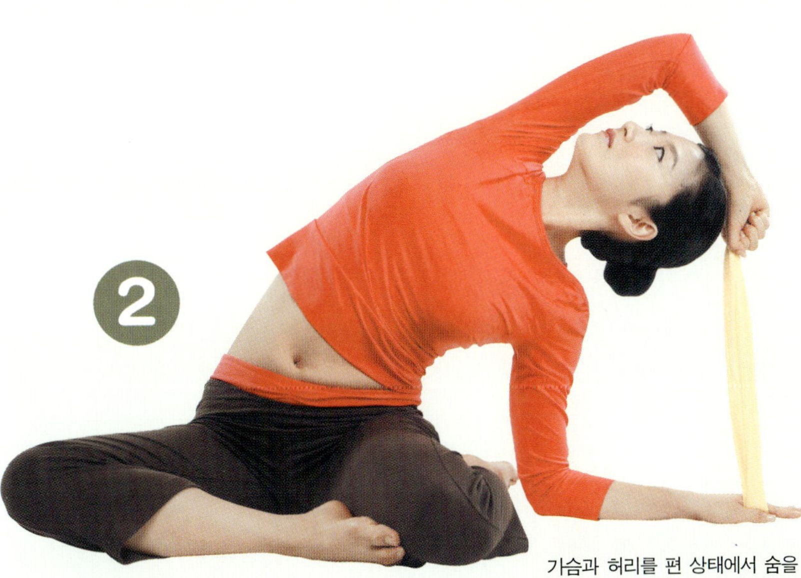

가슴과 허리를 편 상태에서 숨을 내쉬면서 왼쪽으로 기울여
준다. 시선은 위를 본다. 이때 바닥을 짚은 팔꿈치는 90도 각
도를 유지하도록 한다. 어깨와 팔의 힘을 빼고 등을 펴서 옆
구리가 일직선이 되도록 한다. 숨을 마셨다가 내쉬기를 3번
하고 처음 자세로 돌아온다. 반대쪽도 똑같이 실시한다.

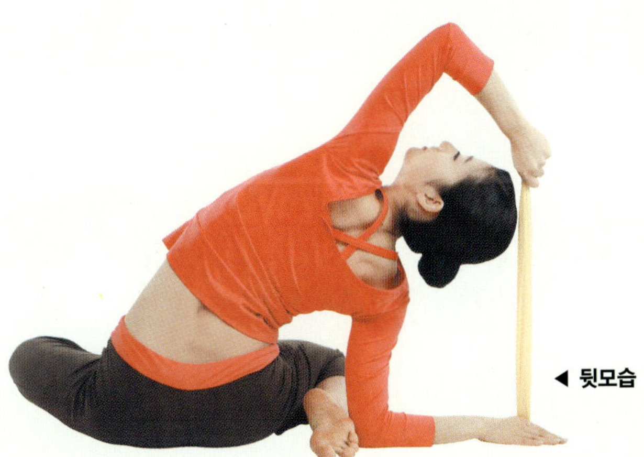

◀ 뒷모습

왜가리 자세

다리가 날씬해진다

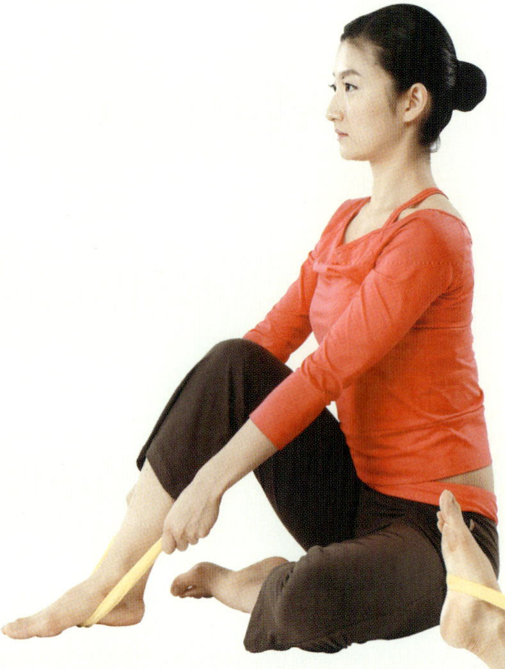

1

앉은 상태에서 왼발을 안으로 접고 오른쪽 무릎을 구부려 세운다. 오른발에 밴드를 둘러 양손으로 짧게 잡는다.

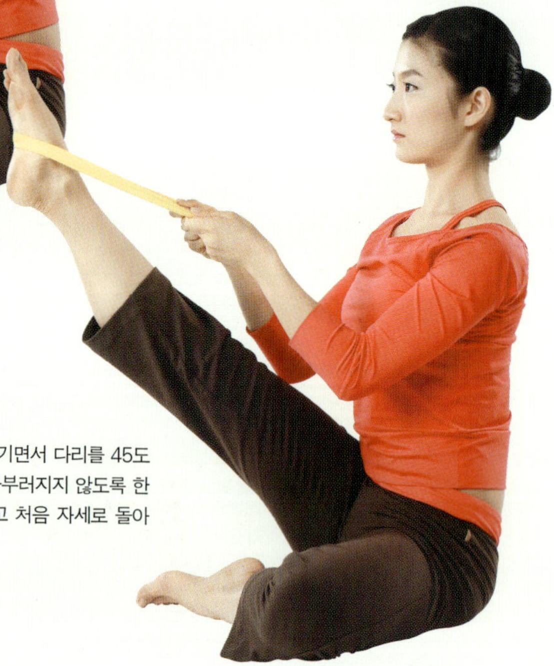

2

등허리를 편 상태에서 밴드를 잡아당기면서 다리를 45도 정도까지 들어올린다. 이때 무릎이 구부러지지 않도록 한다. 숨을 마셨다가 내쉬기를 3번 하고 처음 자세로 돌아온다. 반대쪽도 똑같이 실시한다.

Mr.Doo's Advice

하체의 뭉친 근육을 풀어주고 기혈의 순환을 도와준다. 아래로 몰려 있던 어혈을 풀어주어 다리 선이 예뻐진다. 다리의 부기를 빼는 데도 효과적이다. O자, 휜 다리를 교정해준다.

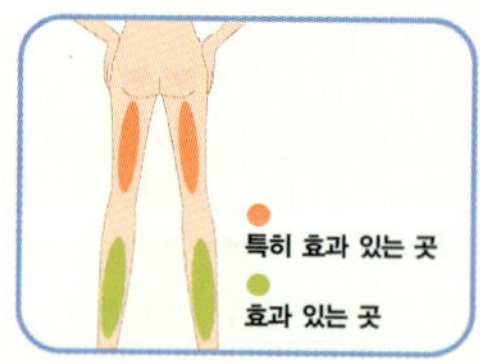

아랫배가 쏙 들어간다

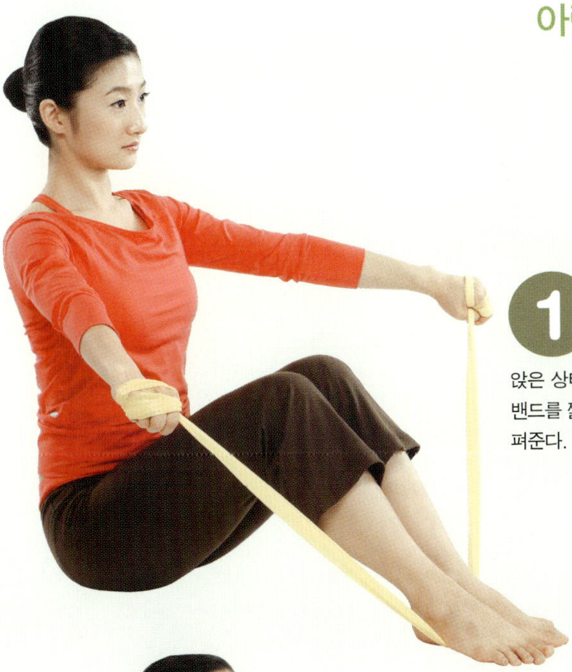

1

앉은 상태에서 다리를 모아서 무릎을 구부린다. 양손으로
밴드를 짧게 잡아서 발바닥에 두른 다음 등과 허리를 곧게
펴준다. 양팔은 45도 정도 벌려준다.

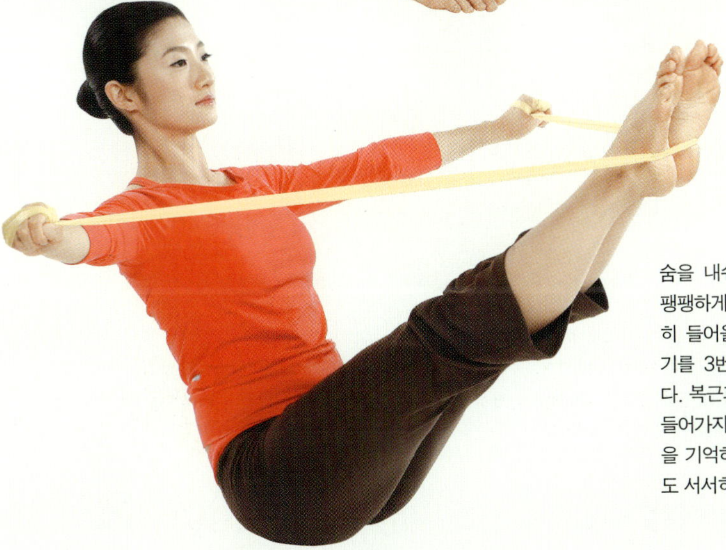

2

숨을 내쉬면서 양팔을 벌려 밴드를
팽팽하게 유지시키면서 다리를 서서
히 들어올린다. 숨을 마셨다가 내쉬
기를 3번 하고 처음 자세로 돌아온
다. 복근과 허벅지, 무릎에 힘이 많이
들어가지만 그만큼 효과도 높다는 것
을 기억하자. 처음 자세로 돌아갈 때
도 서서히 내려주도록 한다.

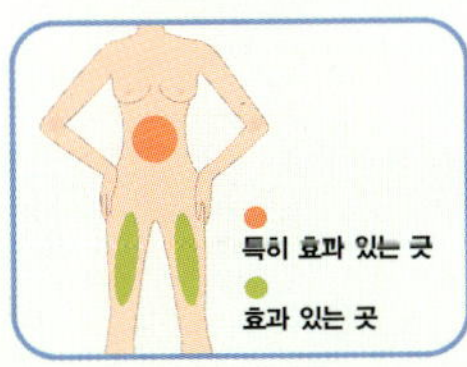

Mr.Doo's Advice
복부를 강화시켜 뱃살을 쏙 빼준다. 전신 다이어트는 물론
생리통, 하복부냉증, 소화불량에도 효과적이다. 내장을 강화
시킨다.

코브라 자세
등의 군살이 빠진다

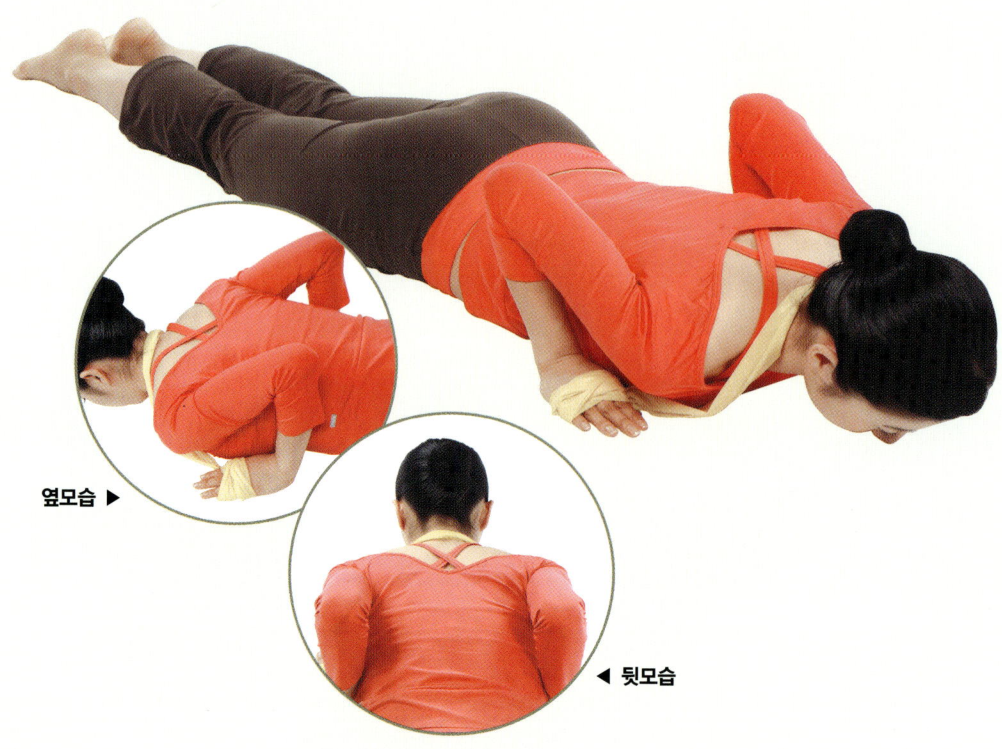

① 엎드린 상태에서 다리를 모아서 쭉 편다. 발등은 바닥에 댄다. 밴드를 약간 짧게 잡아서 목에 두른다. 양 손바닥을 가슴 옆에 고정시키고 팔꿈치가 벌어지지 않도록 옆구리에 붙여준다. 엉덩이를 꽉 조이면서 무릎, 발끝에 힘을 준다. 괄약근도 함께 조여준다.

Mr.Doo's Advice

등의 군살을 제거하는 데 효과적이다. 허리가 튼튼해지고 유연해진다. 생리 불순, 생리통, 허리 통증을 완화시켜준다.

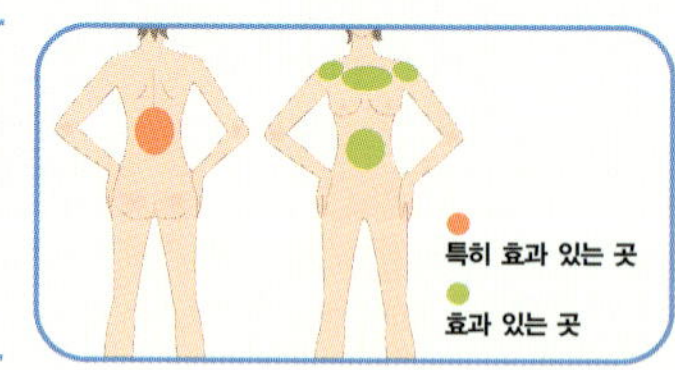

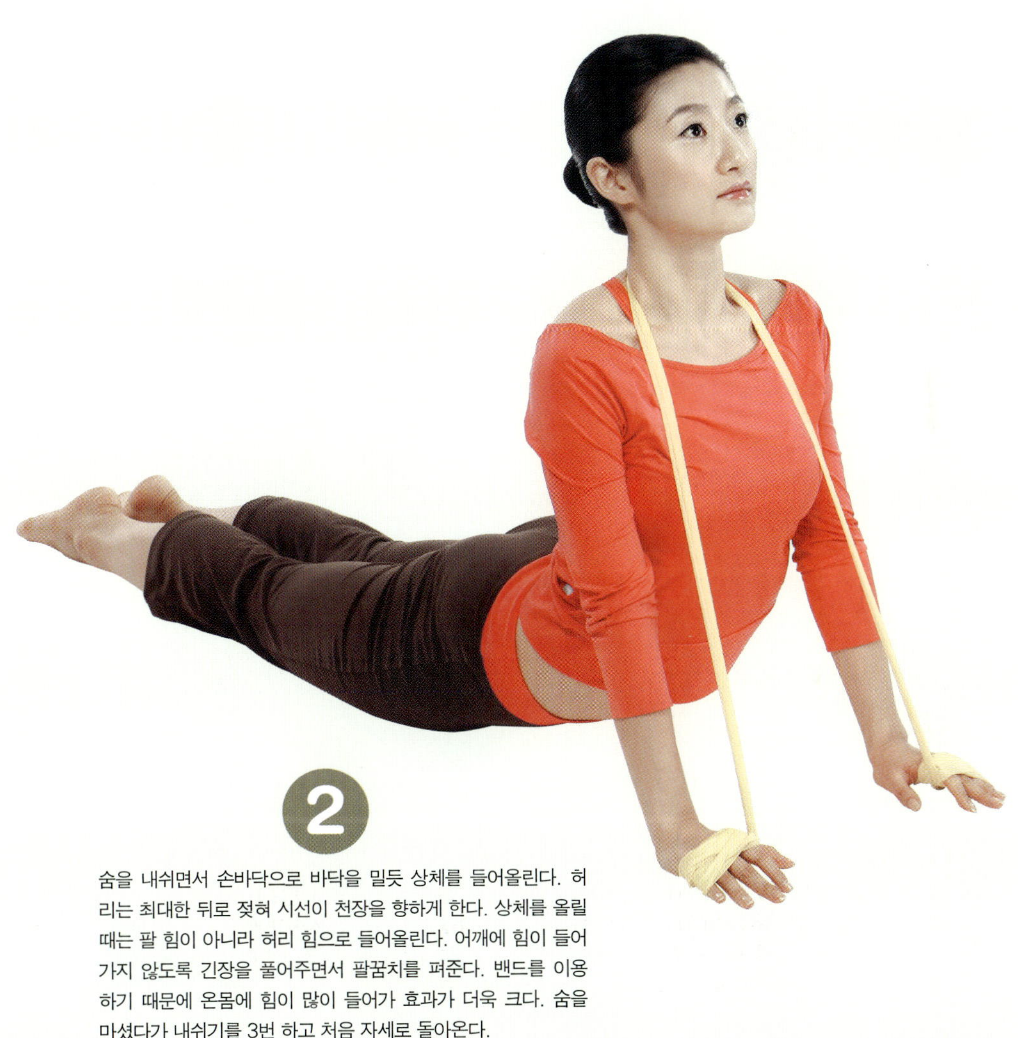

숨을 내쉬면서 손바닥으로 바닥을 밀듯 상체를 들어올린다. 허리는 최대한 뒤로 젖혀 시선이 천장을 향하게 한다. 상체를 올릴때는 팔 힘이 아니라 허리 힘으로 들어올린다. 어깨에 힘이 들어가지 않도록 긴장을 풀어주면서 팔꿈치를 펴준다. 밴드를 이용하기 때문에 온몸에 힘이 많이 들어가 효과가 더욱 크다. 숨을 마셨다가 내쉬기를 3번 하고 처음 자세로 돌아온다.

다리 자세

엉덩이와 허벅지를 탄력 있게 만든다

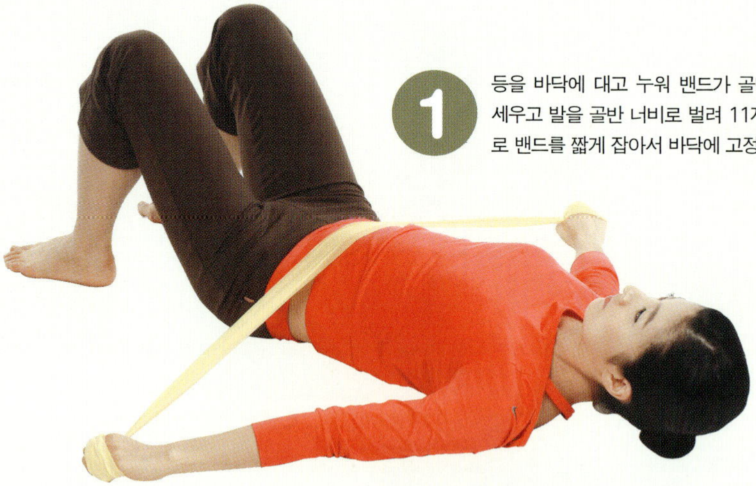

1 등을 바닥에 대고 누워 밴드가 골반을 지나도록 한다. 무릎을 세우고 발을 골반 너비로 벌려 11자로 고정시켜준다. 손바닥으로 밴드를 짧게 잡아서 바닥에 고정시킨다.

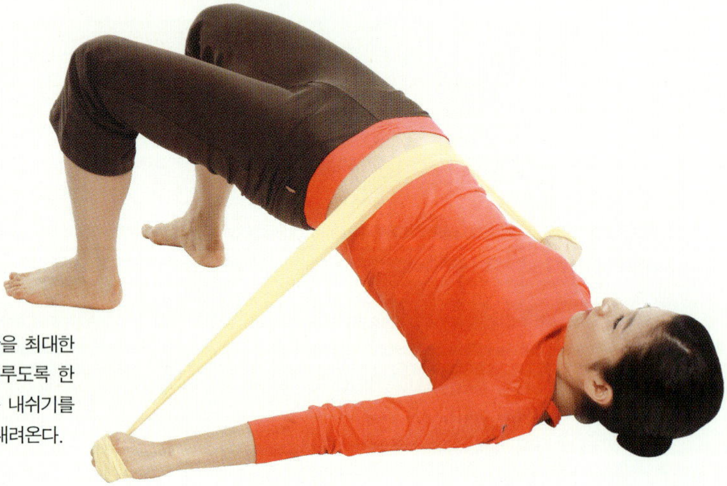

2 숨을 내쉬면서 엉덩이에 힘을 주고 골반을 최대한 들어올린다. 허벅지와 상체가 일자를 이루도록 한다. 시선은 배꼽을 본다. 숨을 마셨다가 내쉬기를 3번 하고 등, 허리, 골반 순으로 천천히 내려온다.

Mr.Doo's Advice

엉덩이와 허벅지를 탄력 있게 만들어준다. 복부와 허리 군살을 없애주고, 척추를 유연하게 해준다.

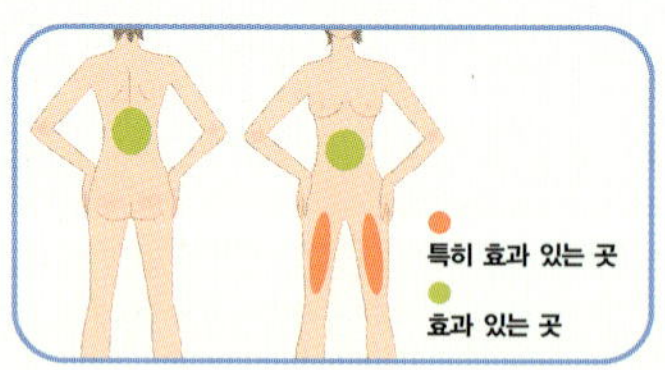

무릎 가슴 닿기

변비를 해소시켜준다

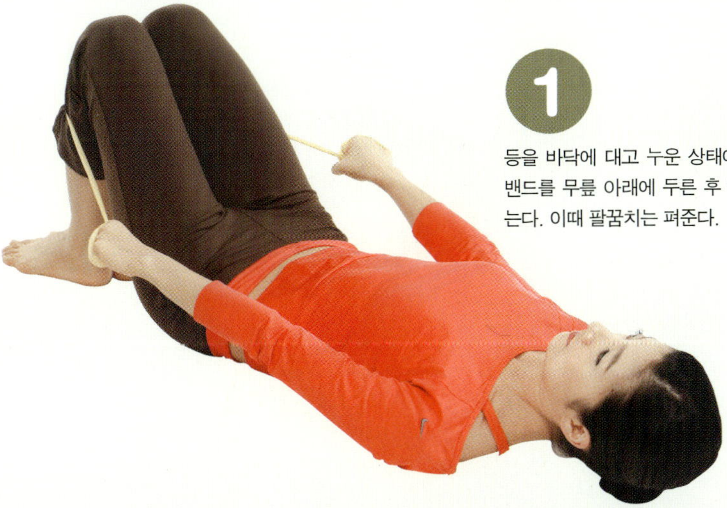

1

등을 바닥에 대고 누운 상태에서 무릎을 세운다. 밴드를 무릎 아래에 두른 후 양손으로 밴드를 잡는다. 이때 팔꿈치는 펴준다.

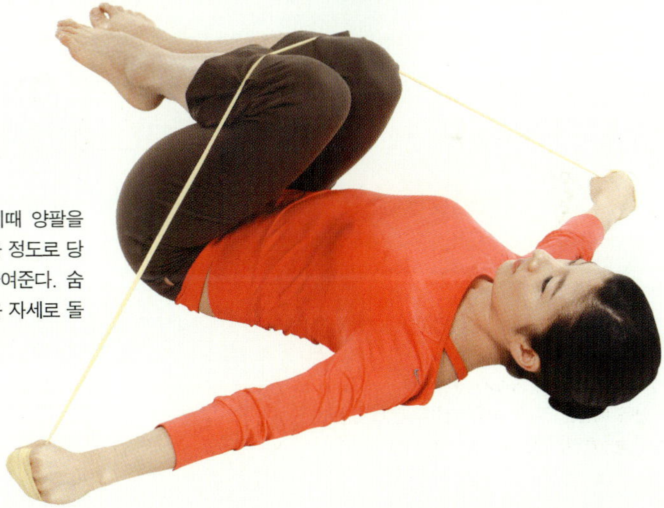

2

숨을 내쉬면서 다리를 들어준다. 이때 양팔을 옆으로 벌리면서 무릎이 가슴에 닿을 정도로 당겨준다. 종아리는 허벅지 쪽으로 붙여준다. 숨을 마셨다가 내쉬기를 3번 하고 처음 자세로 돌아온다.

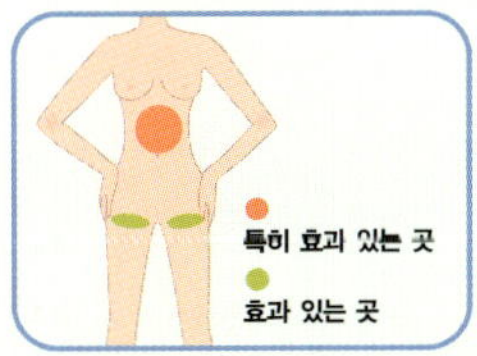

Mr.Doo's Advice

무릎을 당길 때 배를 강하게 자극하여 장 운동을 원활하게 해준다. 변비나 소화불량, 가스 배출에 도움이 된다. 골반과 고관절을 풀어준다.

쟁기 자세

피로가 시원하게 풀린다

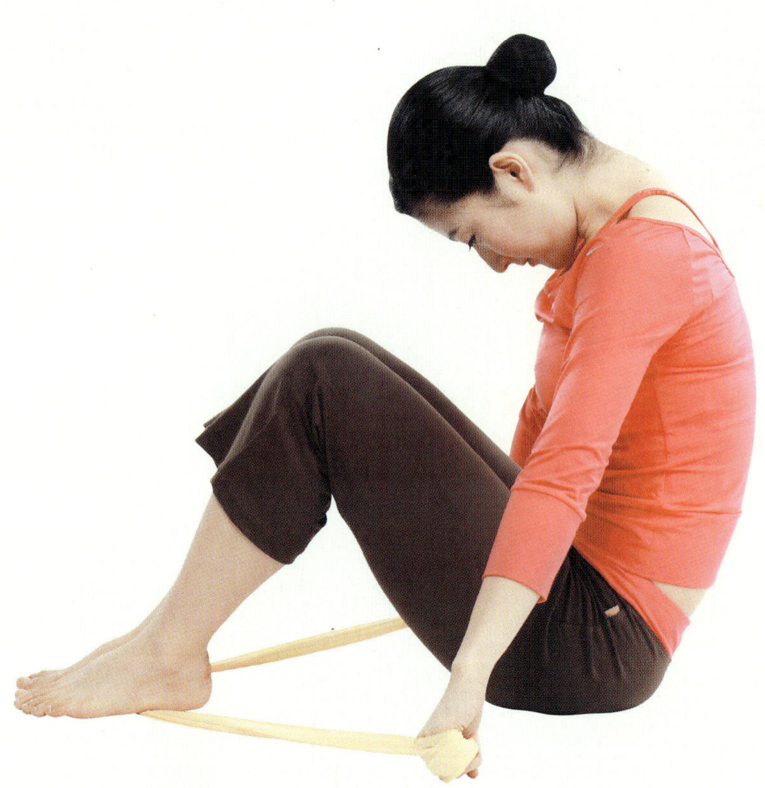

① 밴드 중앙부를 발바닥에 두른 다음 양손으로 잡아당기면서 앉는다. 양발을 최대한 모아주고 밴드를 양손에 잡고 바닥에 고정시킨다.

Mr.Doo's Advice

척추 신경을 이완시켜준다. 혈액순환이 원활해져 피로가 쉽게 풀린다. 또 목과 어깨를 자극하기 때문에 뭉친 근육이 풀린다. 오십견을 예방하는 데도 효과적이다. 장을 자극시켜 변비 해소와 소화불량에 도움을 준다.

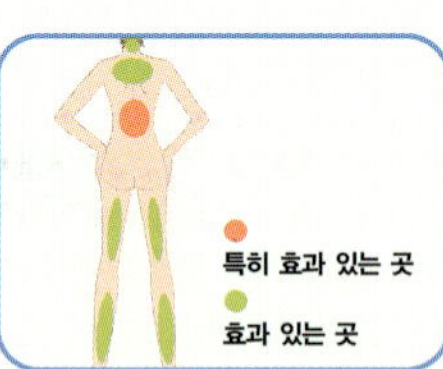

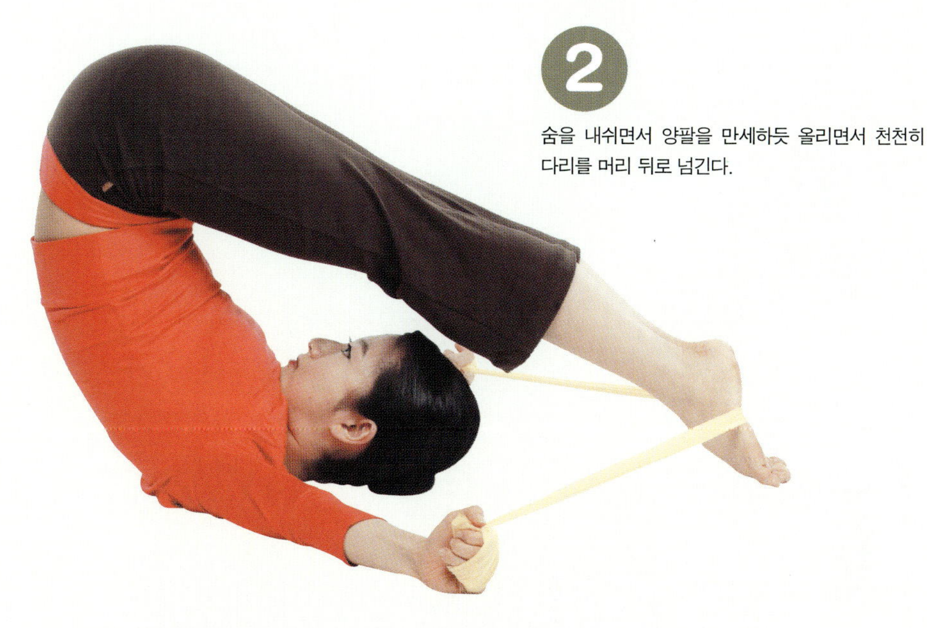

2 숨을 내쉬면서 양팔을 만세하듯 올리면서 천천히 다리를 머리 뒤로 넘긴다.

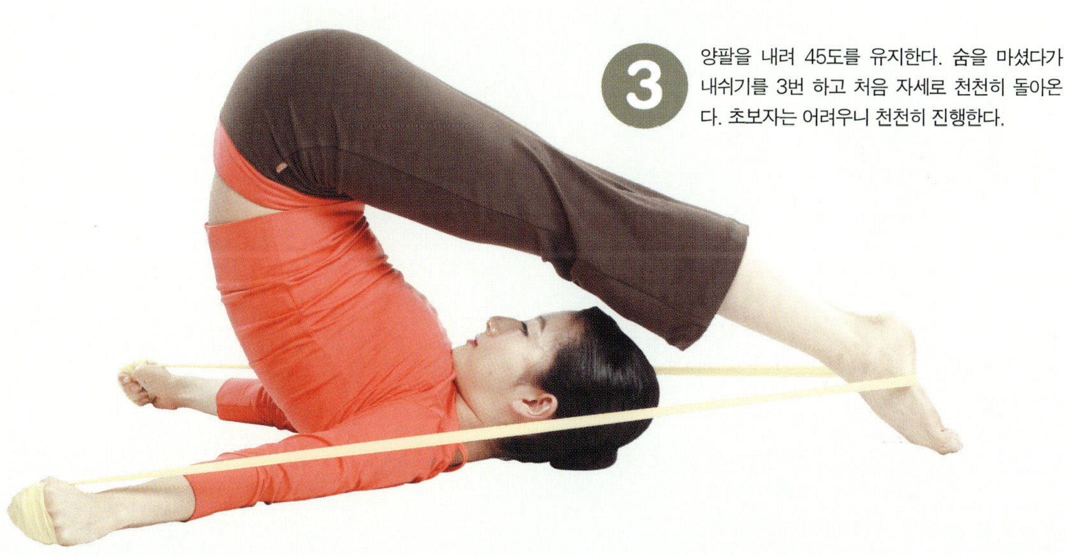

3 양팔을 내려 45도를 유지한다. 숨을 마셨다가 내쉬기를 3번 하고 처음 자세로 천천히 돌아온다. 초보자는 어려우니 천천히 진행한다.

전사자세 1
발목, 종아리, 허벅지가 날씬해진다

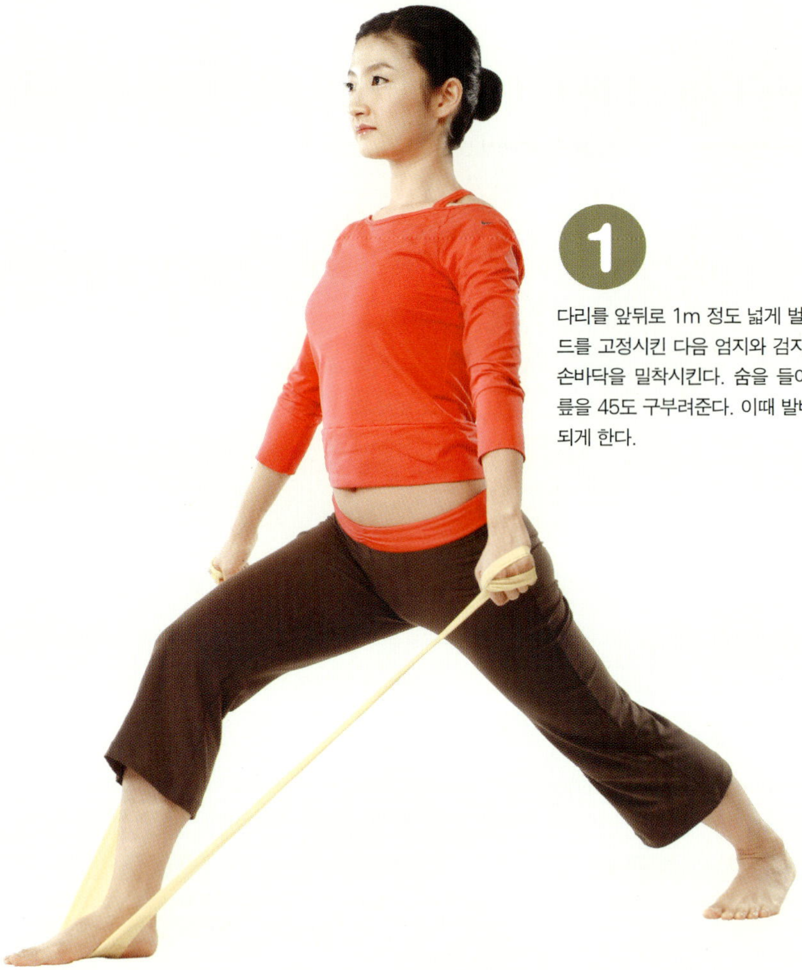

1

다리를 앞뒤로 1m 정도 넓게 벌려 선다. 오른발에 밴드를 고정시킨 다음 엄지와 검지 사이로 밴드를 잡아 손바닥을 밀착시킨다. 숨을 들이마시면서 오른쪽 무릎을 45도 구부려준다. 이때 발바닥은 몸과 일직선이 되게 한다.

Mr.Doo's Advice

발목, 종아리, 허벅지를 날씬하게 해준다. 어깨선이 예뻐지고 팔뚝살이 없어진다. 가슴, 배, 엉덩이 등 온몸을 스트레칭 해준다.

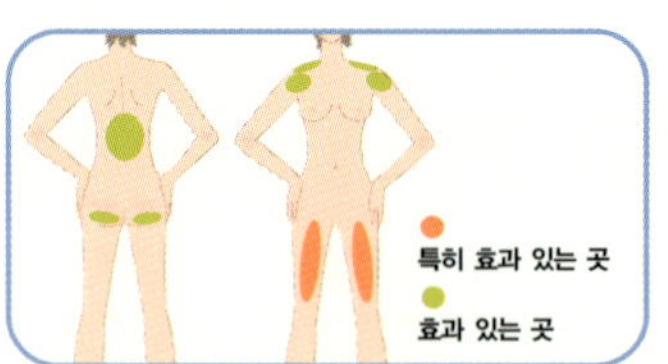

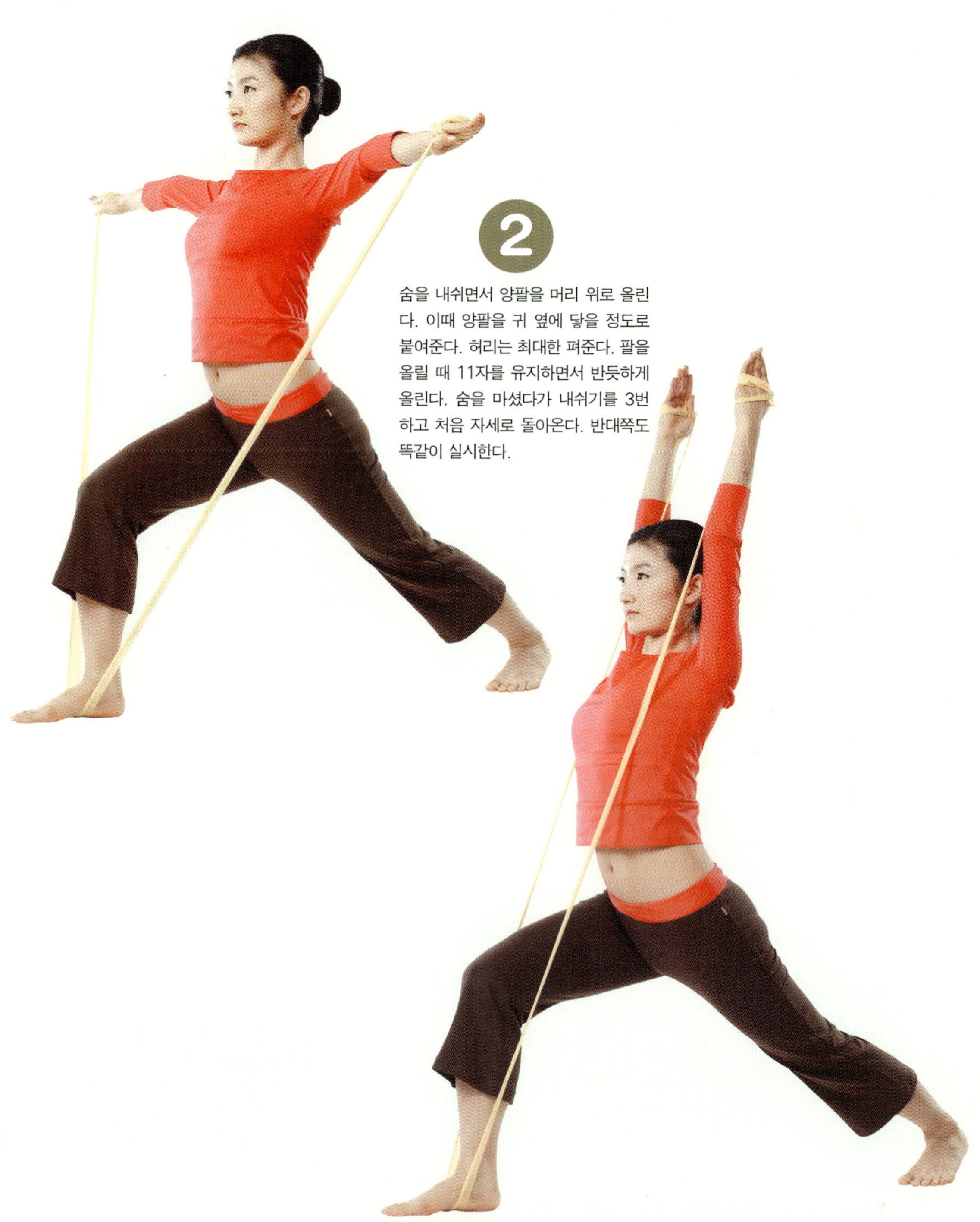

숨을 내쉬면서 양팔을 머리 위로 올린
다. 이때 양팔을 귀 옆에 닿을 정도로
붙여준다. 허리는 최대한 펴준다. 팔을
올릴 때 11자를 유지하면서 반듯하게
올린다. 숨을 마셨다가 내쉬기를 3번
하고 처음 자세로 돌아온다. 반대쪽도
똑같이 실시한다.

전사자세 2
다리는 물론 어깨 라인도 예뻐진다

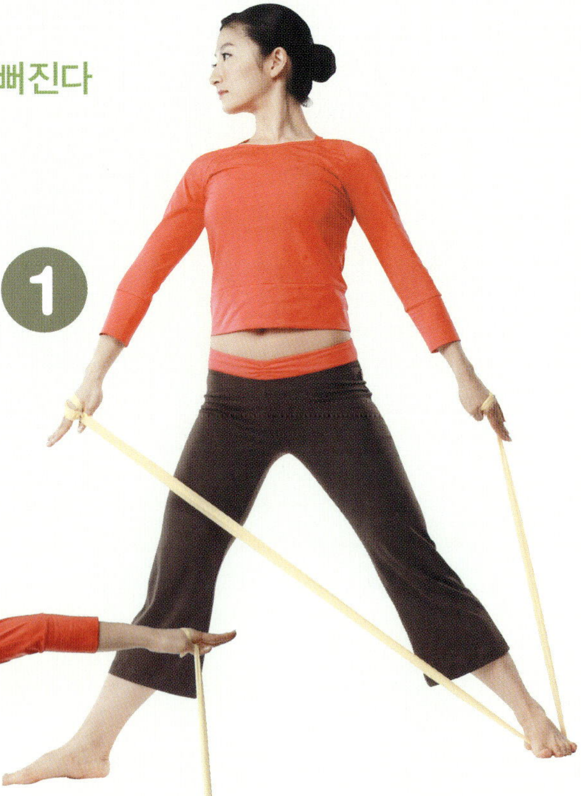

1 양발을 1m 정도 넓게 벌려 11자로 선다. 왼발에 밴드를 고정시킨 다음 양손으로 잡는다. 왼발을 고정시킨 상태에서 오른 발을 90도 틀어준다.

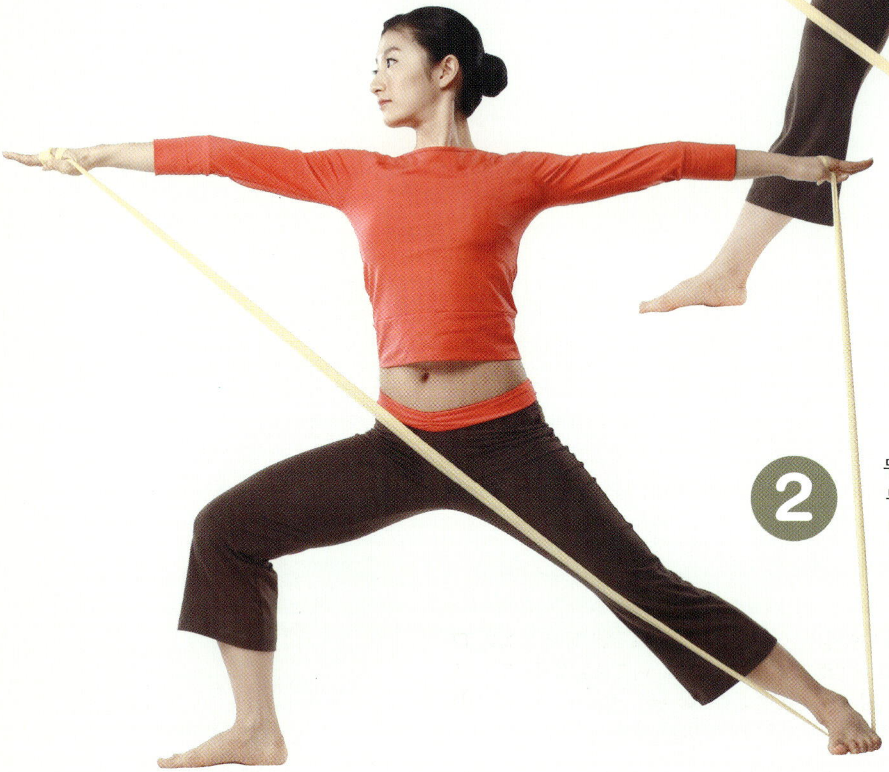

2 무릎을 45도 정도 구부린다. 오른발이 무릎과 일직선에 놓이게 한다. 왼쪽 다리는 무릎을 펴고 45도 각도를 이 루게 한다. 숨을 내쉬면서 밴드를 당 기고 양팔을 수평이 되게 쭉 뻗어준 다. 이때 등이 구부정해지지 않게 허 리를 펴주고 시선은 오른손 끝을 본 다. 숨을 마셨다가 내쉬기를 3번 하 고 처음 자세로 돌아온다. 반대쪽도 똑같이 실시한다.

Mr.Doo's Advice
다리는 물론 어깨 라인도 예뻐진다. 무릎과 고관절이 유연해 진다.

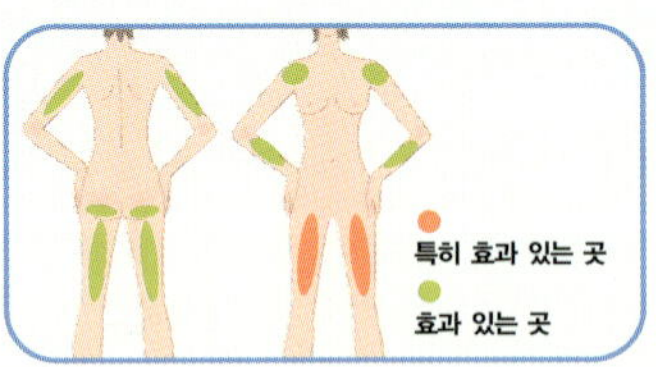

균형 잡기
고관절이 유연해진다

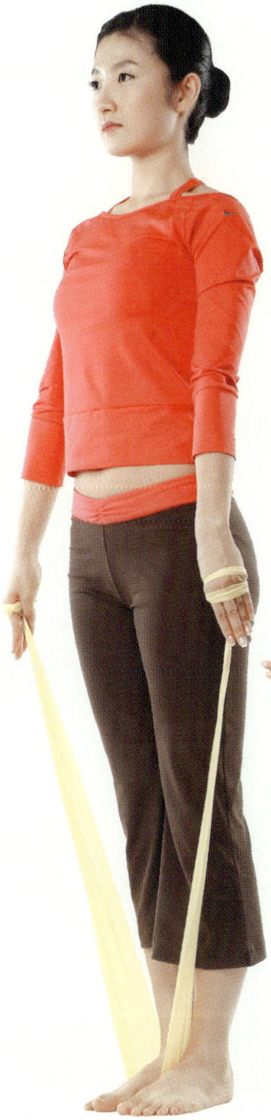

1

밴드 중앙부를 오른발로 밟고 서서 양손으로 밴드를 잡는다.
밴드는 엄지 사이로 잡고 손을 펴준다.

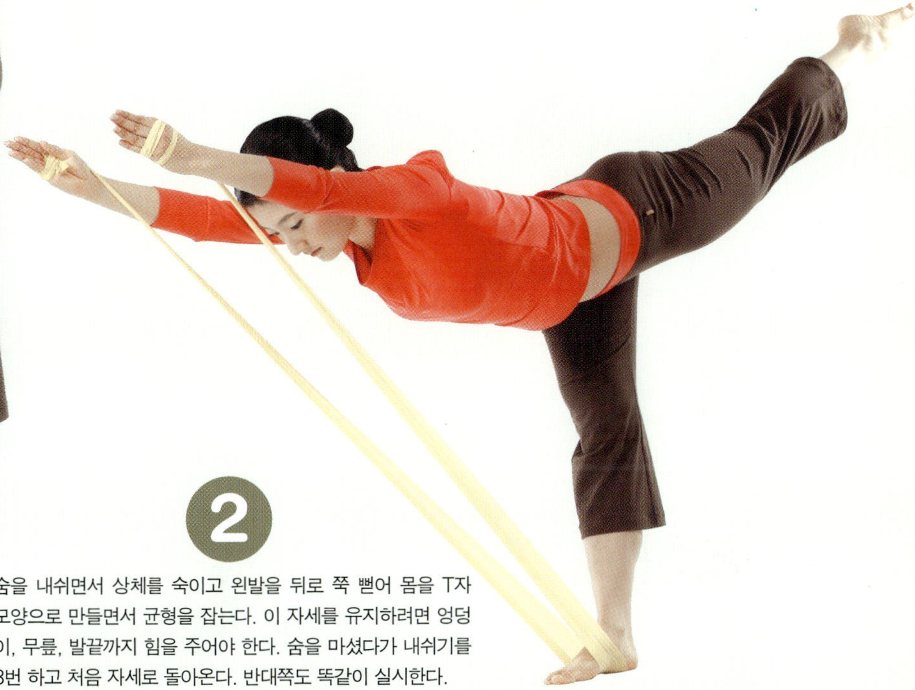

2

숨을 내쉬면서 상체를 숙이고 왼발을 뒤로 쭉 뻗어 몸을 T자
모양으로 만들면서 균형을 잡는다. 이 자세를 유지하려면 엉덩
이, 무릎, 발끝까지 힘을 주어야 한다. 숨을 마셨다가 내쉬기를
3번 하고 처음 자세로 돌아온다. 반대쪽도 똑같이 실시한다.

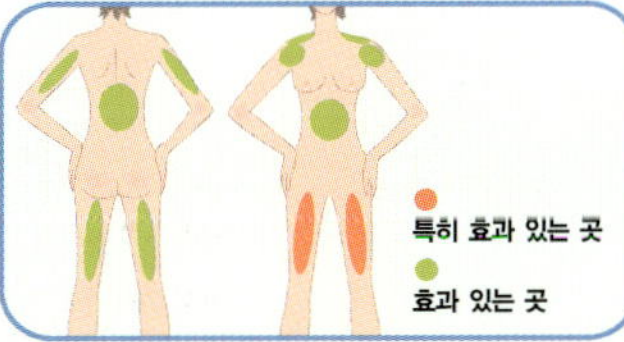

Mr.Doo's Advice
균형감각을 향상시킨다. 다리를 강하게 한다. 고관절이 유연
해지면서 튼튼해진다. 어깨도 유연해지면서 단단해진다.

삼각자세
아름다운 S라인을 만든다

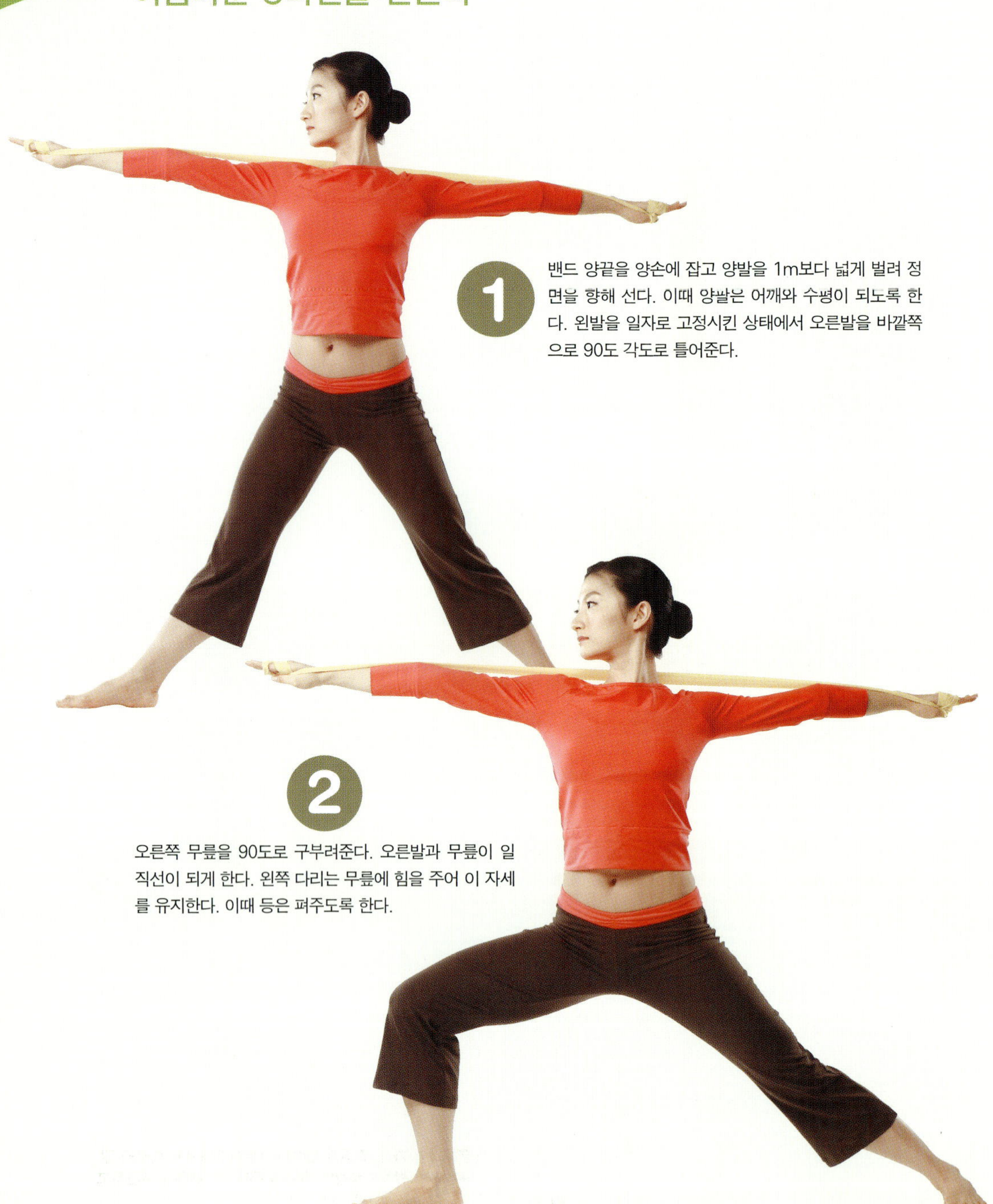

1 밴드 양끝을 양손에 잡고 양발을 1m보다 넓게 벌려 정면을 향해 선다. 이때 양발은 어깨와 수병이 되도록 한다. 왼발을 일자로 고정시킨 상태에서 오른발을 바깥쪽으로 90도 각도로 틀어준다.

2 오른쪽 무릎을 90도로 구부려준다. 오른발과 무릎이 일직선이 되게 한다. 왼쪽 다리는 무릎에 힘을 주어 이 자세를 유지한다. 이때 등은 펴주도록 한다.

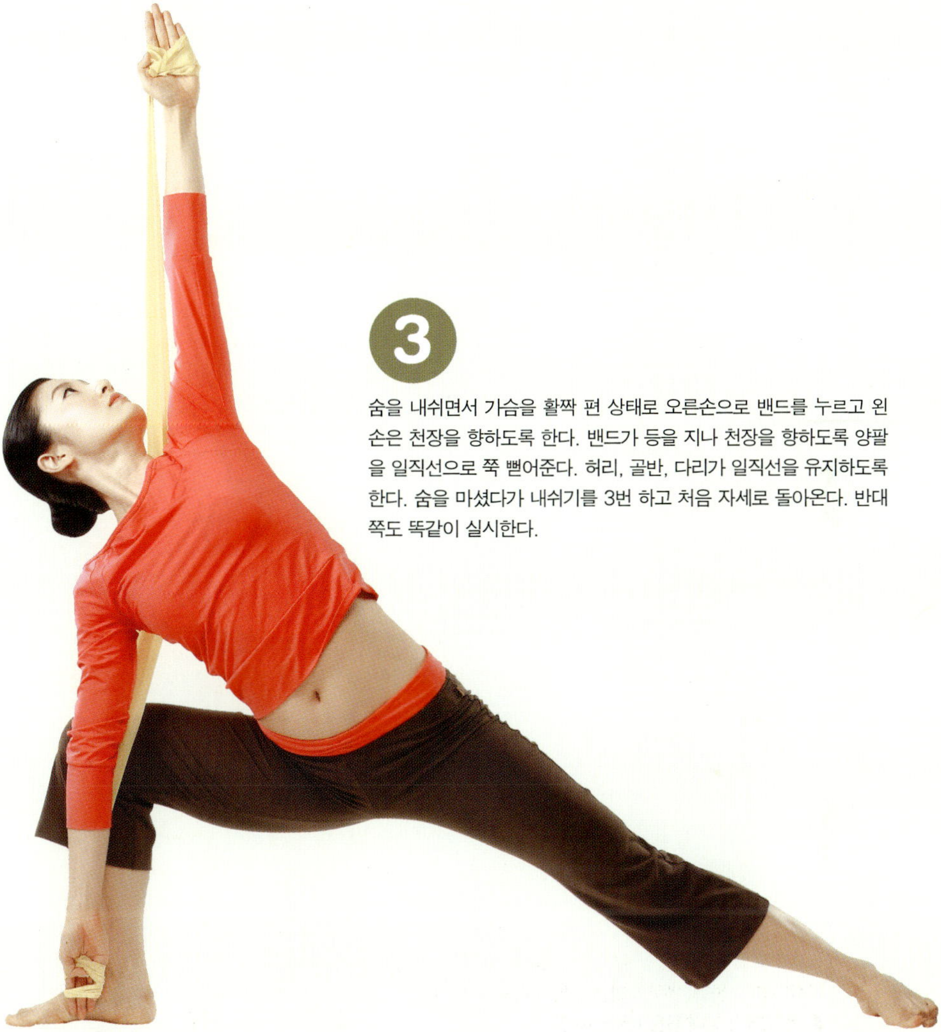

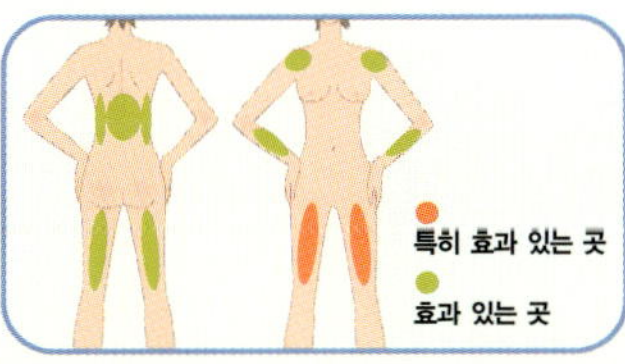

3

숨을 내쉬면서 가슴을 활짝 편 상태로 오른손으로 밴드를 누르고 왼손은 천장을 향하도록 한다. 밴드가 등을 지나 천장을 향하도록 양팔을 일직선으로 쭉 뻗어준다. 허리, 골반, 다리가 일직선을 유지하도록 한다. 숨을 마셨다가 내쉬기를 3번 하고 처음 자세로 돌아온다. 반대쪽도 똑같이 실시한다.

Mr.Doo's Advice
옆구리와 가슴, 허벅지 안쪽을 스트레칭해준다. 다리와 팔, 몸통을 날씬하게 해준다. 허리를 유연하게 해준다. 아름답고 섹시한 팔을 만들어준다.

서서 머리 무릎에 대기

배와 다리의 군살을 뺀다

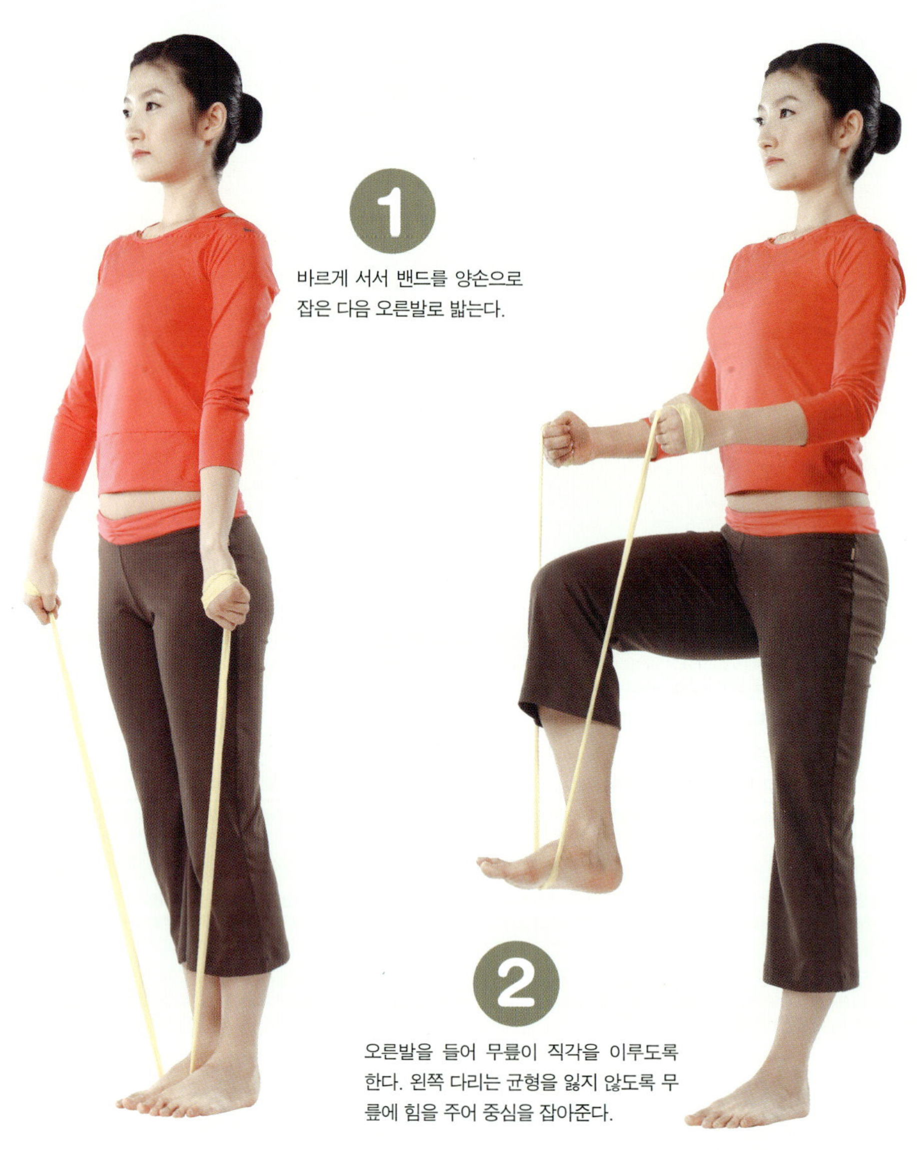

1

바르게 서서 밴드를 양손으로
잡은 다음 오른발로 밟는다.

2

오른발을 들어 무릎이 직각을 이루도록
한다. 왼쪽 다리는 균형을 잃지 않도록 무
릎에 힘을 주어 중심을 잡아준다.

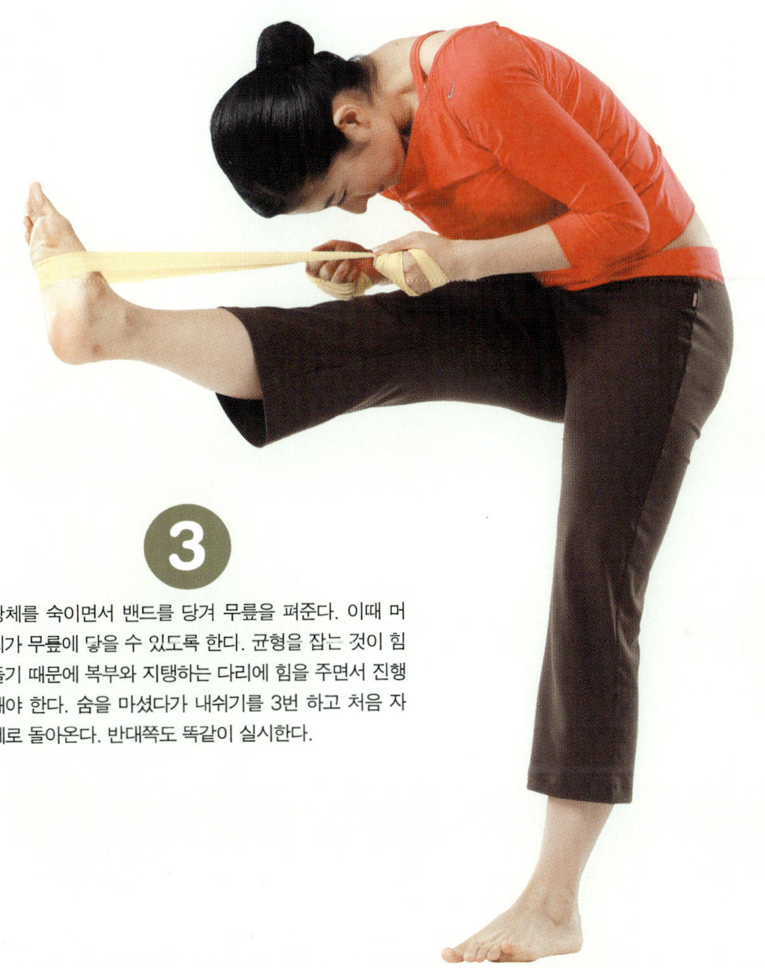

③

상체를 숙이면서 밴드를 당겨 무릎을 펴준다. 이때 머리가 무릎에 닿을 수 있도록 한다. 균형을 잡는 것이 힘들기 때문에 복부와 지탱하는 다리에 힘을 주면서 진행해야 한다. 숨을 마셨다가 내쉬기를 3번 하고 처음 자세로 돌아온다. 반대쪽도 똑같이 실시한다.

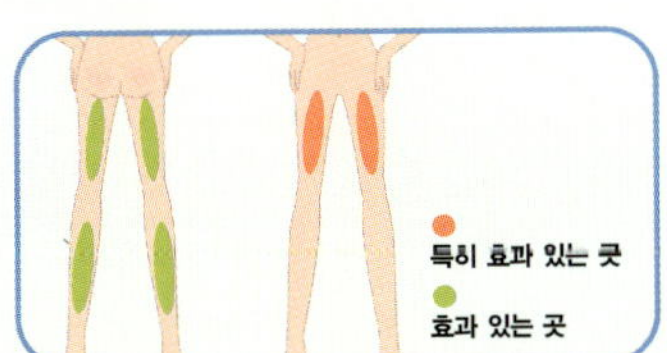

Mr.Doo's Advice

집중력, 인내력, 결단력을 키워준다. 복부와 허벅지를 강하게 만들어준다.

의자 앉은 자세
다리와 허리 라인이 섹시해진다

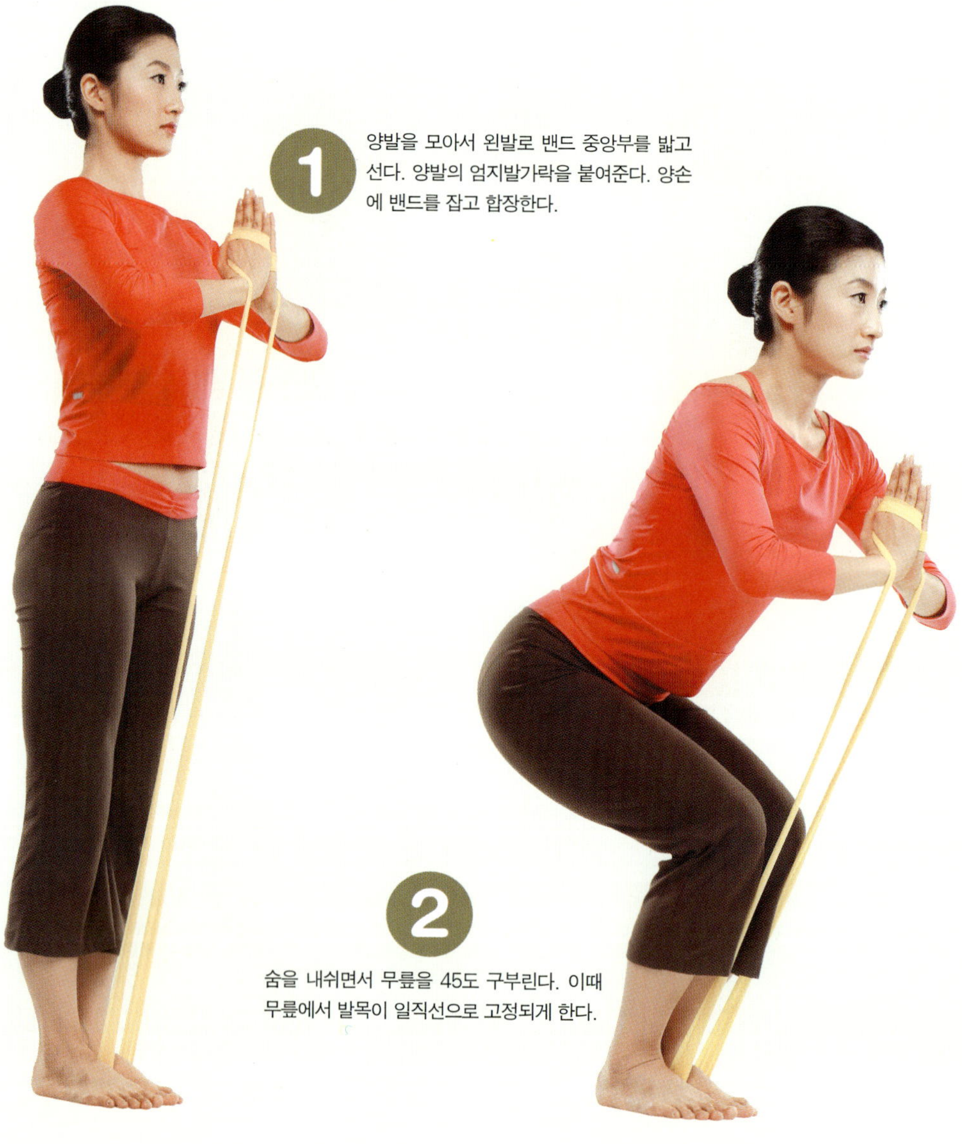

1 양발을 모아서 왼발로 밴드 중앙부를 밟고 선다. 양발의 엄지발가락을 붙여준다. 양손에 밴드를 잡고 합장한다.

2 숨을 내쉬면서 무릎을 45도 구부린다. 이때 무릎에서 발목이 일직선으로 고정되게 한다.

Mr.Doo's Advice
다리와 허리 라인이 정리되면서 아름다워진다. 옆구리와 등의 살을 없애준다. 척추 근력이 강화되어 의지력과 인내력을 키워준다.

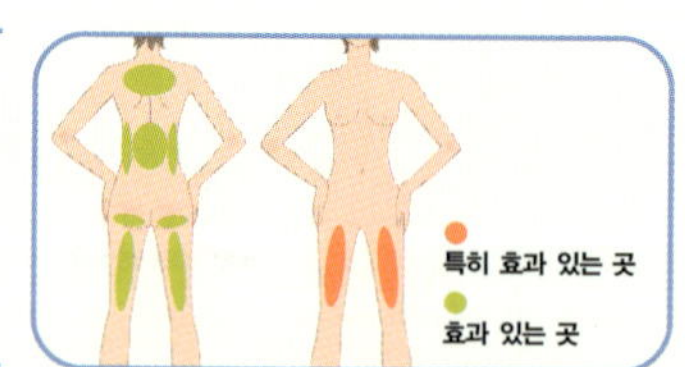

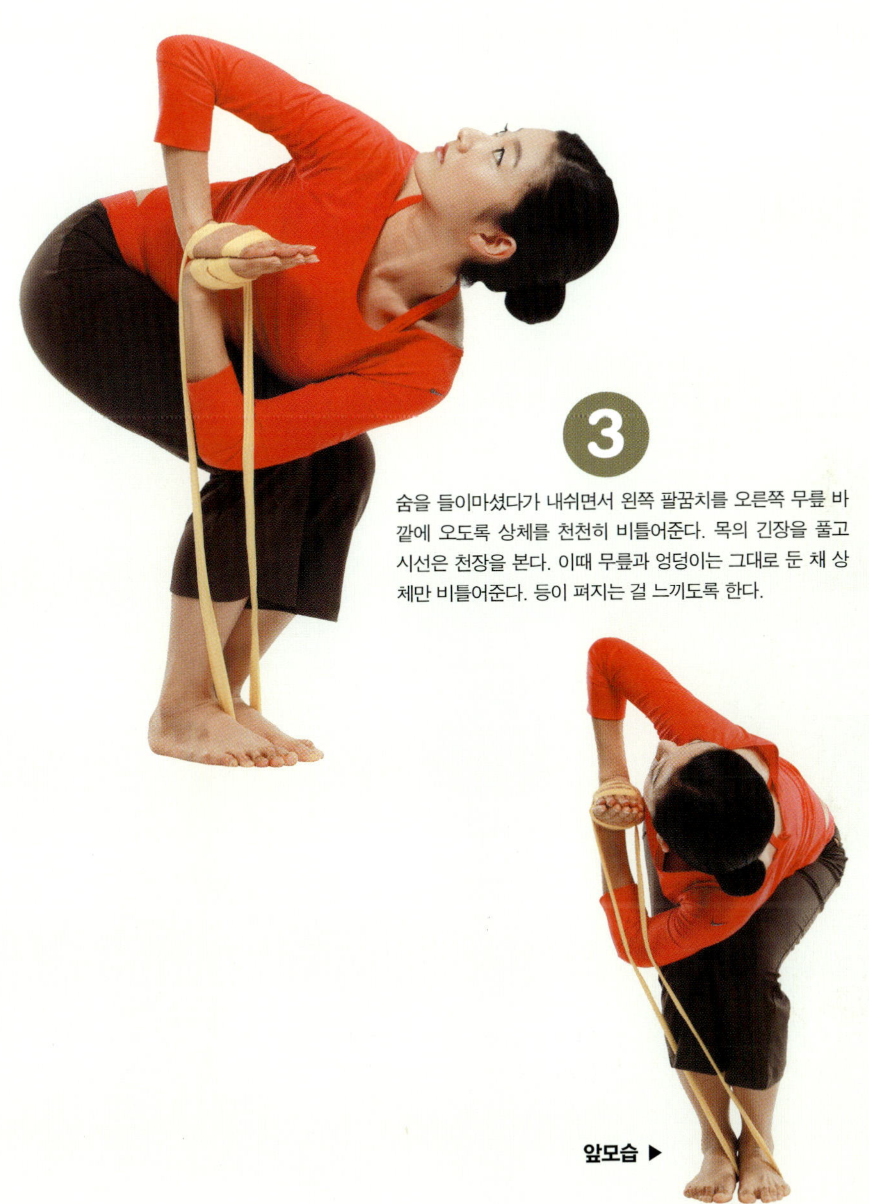

③

숨을 들이마셨다가 내쉬면서 왼쪽 팔꿈치를 오른쪽 무릎 바깥에 오도록 상체를 천천히 비틀어준다. 목의 긴장을 풀고 시선은 천장을 본다. 이때 무릎과 엉덩이는 그대로 둔 채 상체만 비틀어준다. 등이 펴지는 걸 느끼도록 한다.

앞모습 ▶

반달자세

목의 곡선이 여성스러워진다

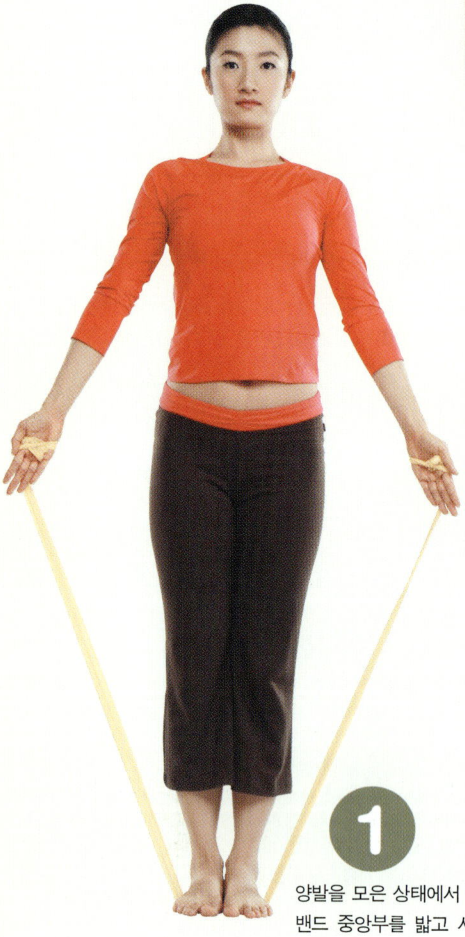

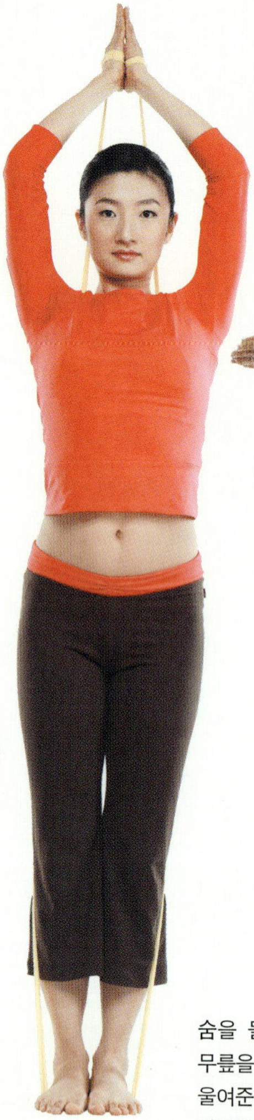

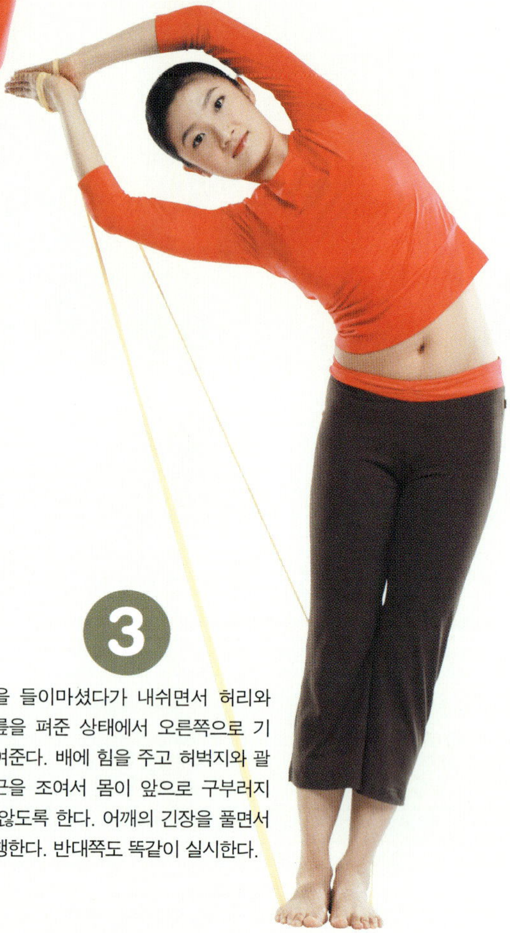

2 숨을 내쉬면서 양팔은 귀 옆을 지나도
록 쭉 뻗어 합장해준다. 이때 팔꿈치
를 45도 정도 구부려준다.

1 양발을 모은 상태에서 양발로
밴드 중앙부를 밟고 서서 양
손으로 밴드 양끝을 잡는다.

3 숨을 들이마셨다가 내쉬면서 허리와
무릎을 펴준 상태에서 오른쪽으로 기
울여준다. 배에 힘을 주고 허벅지와 괄
약근을 조여서 몸이 앞으로 구부러지
지 않도록 한다. 어깨의 긴장을 풀면서
진행한다. 반대쪽도 똑같이 실시한다.

Mr.Doo's Advice

몸의 옆선이 예쁘게 살아난다. 척추와 복부가 튼튼해진다.

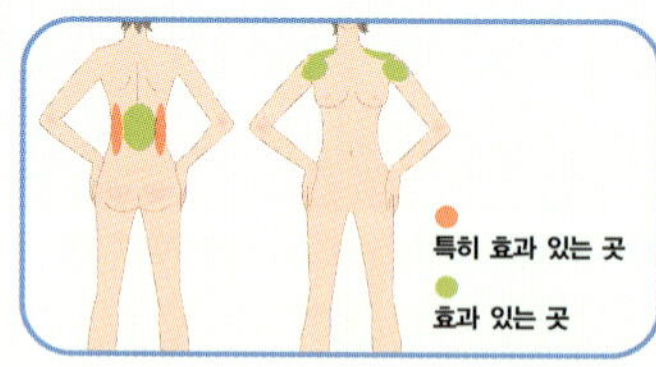

뒤로 넘기기
척추가 바로서야 키가 커 보인다

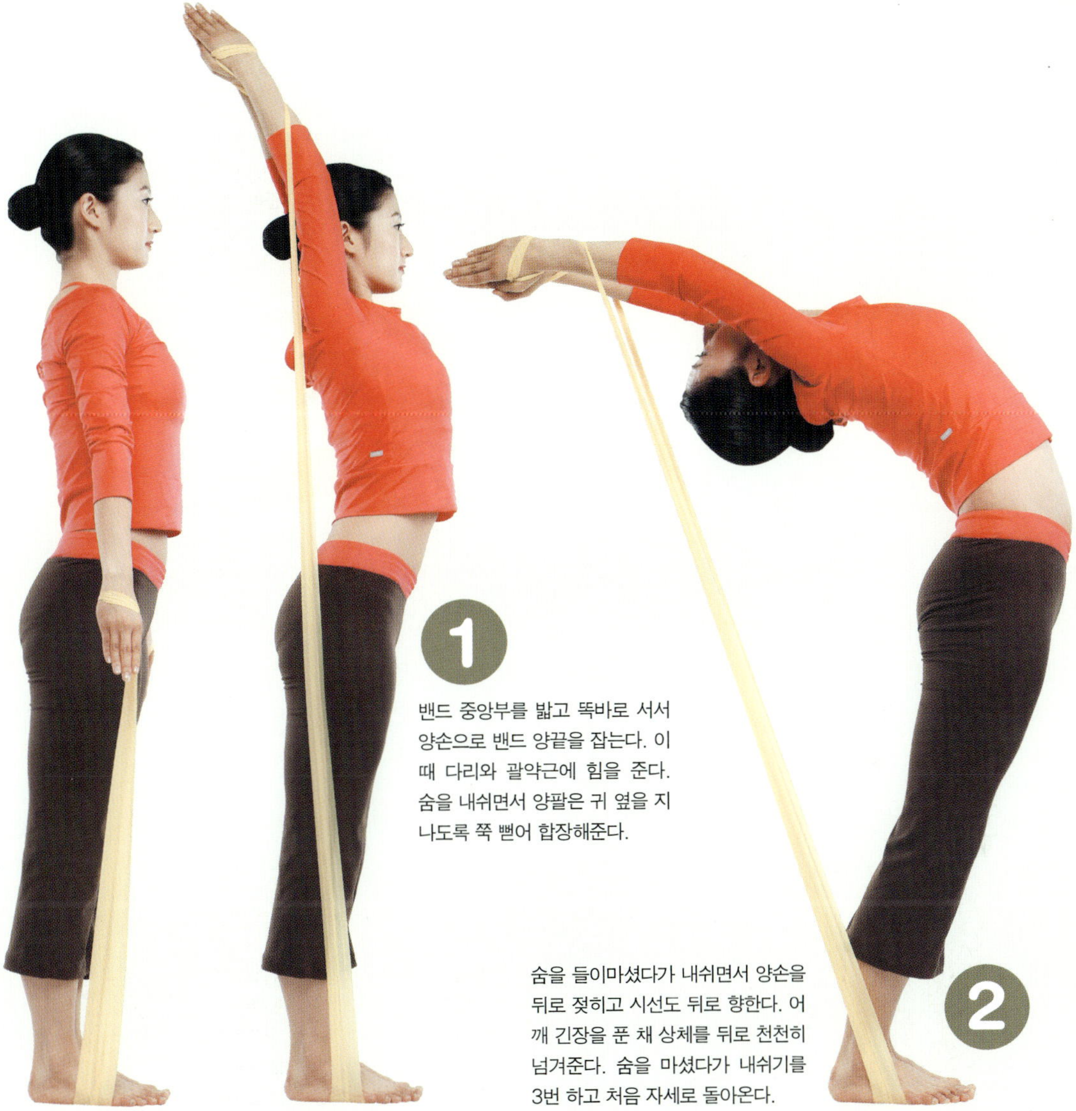

1

밴드 중앙부를 밟고 똑바로 서서 양손으로 밴드 양끝을 잡는다. 이 때 다리와 괄약근에 힘을 준다. 숨을 내쉬면서 양팔은 귀 옆을 지나도록 쭉 뻗어 합장해준다.

2

숨을 들이마셨다가 내쉬면서 양손을 뒤로 젖히고 시선도 뒤로 향한다. 어깨 긴장을 푼 채 상체를 뒤로 천천히 넘겨준다. 숨을 마셨다가 내쉬기를 3번 하고 처음 자세로 돌아온다.

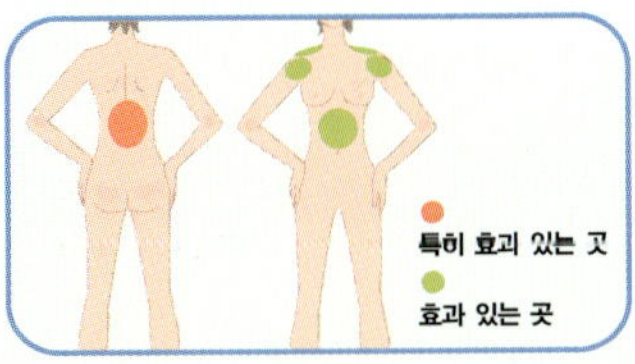

Mr.Doo's Advice
척추 중심으로 움직이기 때문에 척추 교정에 효과적이다. 어깨, 척추세움근, 복근, 엉덩이, 다리 라인이 아름다워지는 자세이다.

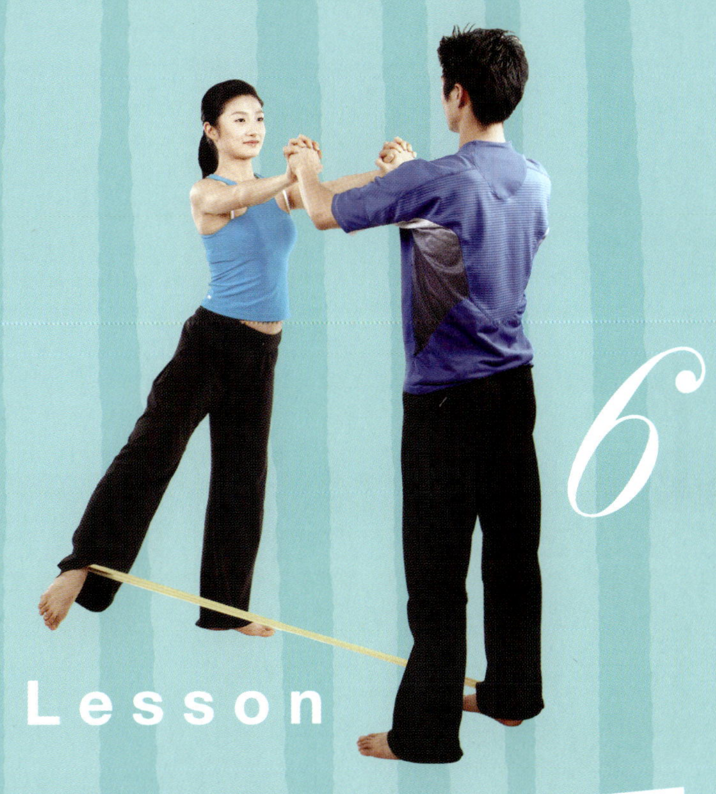

커플끼리 즐기는 밴드 스트레칭

팔 가슴으로 당기기

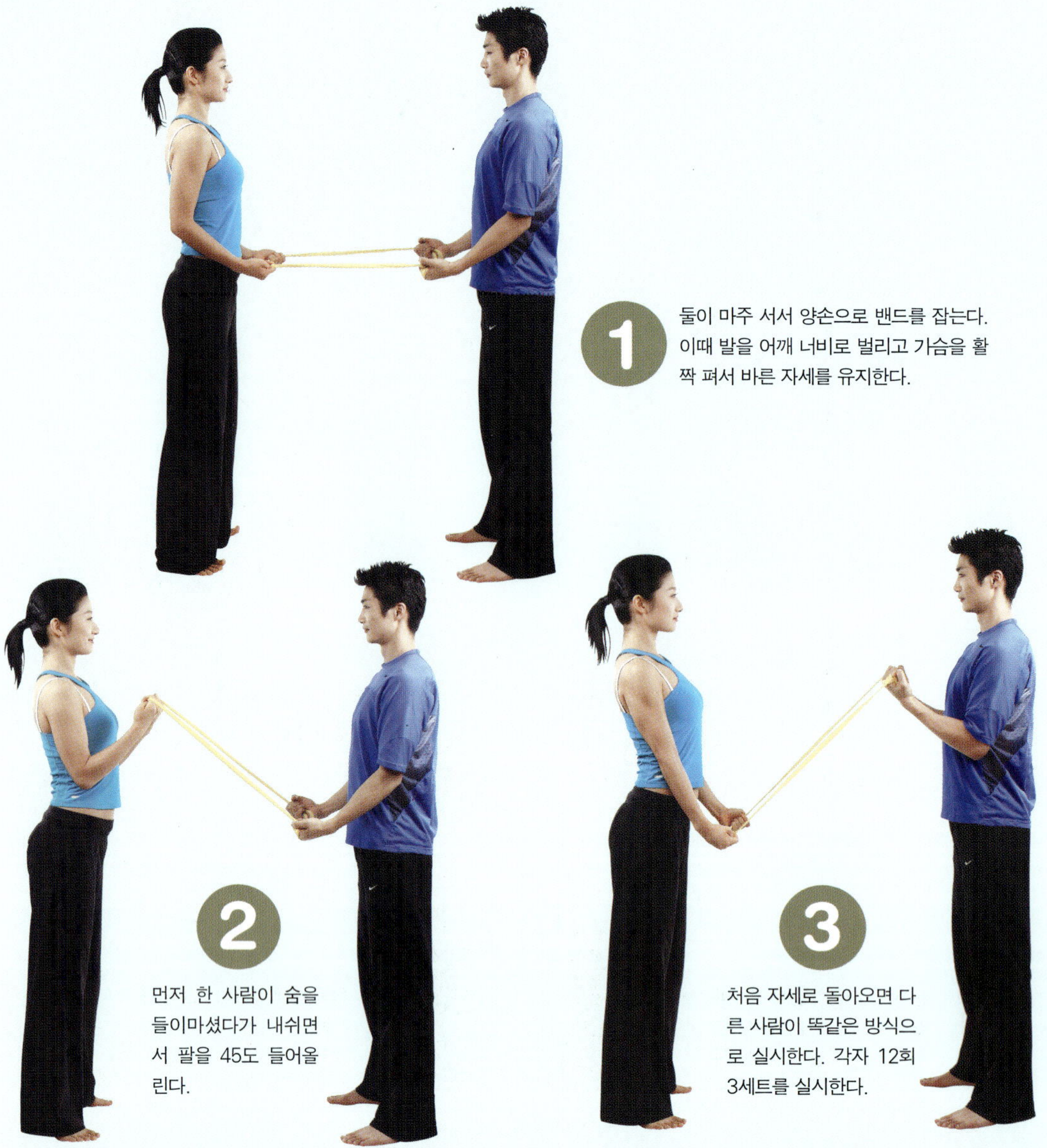

1 둘이 마주 서서 양손으로 밴드를 잡는다. 이때 발을 어깨 너비로 벌리고 가슴을 활짝 펴서 바른 자세를 유지한다.

2 먼저 한 사람이 숨을 들이마셨다가 내쉬면서 팔을 45도 들어올린다.

3 처음 자세로 돌아오면 다른 사람이 똑같은 방식으로 실시한다. 각자 12회 3세트를 실시한다.

Mr.Doo's Advice

상대방이 팔을 올릴 때 팔에 힘을 주도록 한다. 그러면 상대방의 운동 효과가 더 커진다.

앞으로 들어올리기 커플 밴드

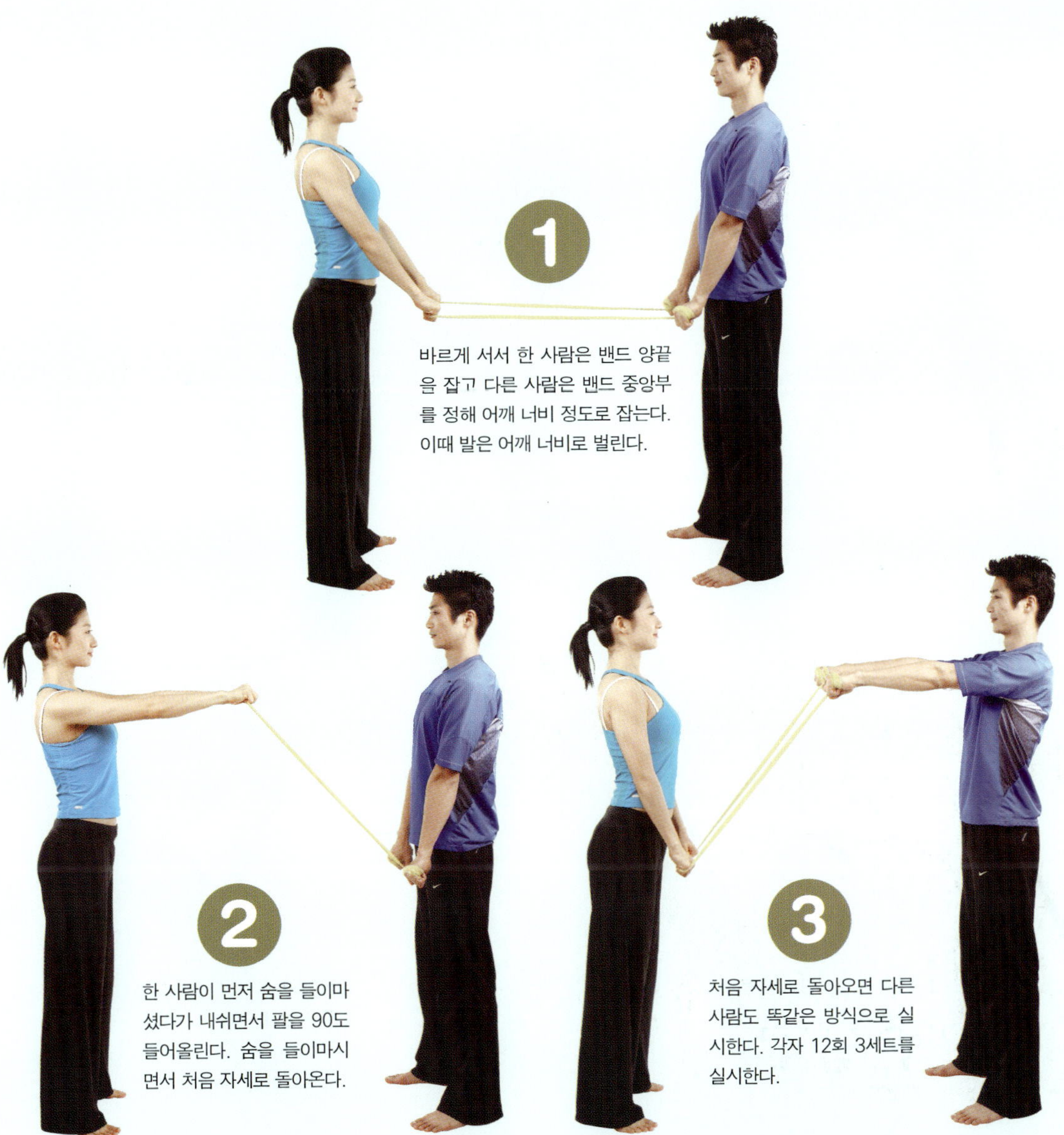

Mr.Doo's Advice

허리를 펴주고 어깨 긴장을 푼 상태로 진행한다. 팔을 올릴
때 어깨와 주먹이 수평을 유지하도록 한다. 팔꿈치는 약간
구부려준다. 상대방이 팔을 올릴 때 팔에 힘을 주어 따라 올
라가지 않도록 한다.

팔 뒤로 밀기

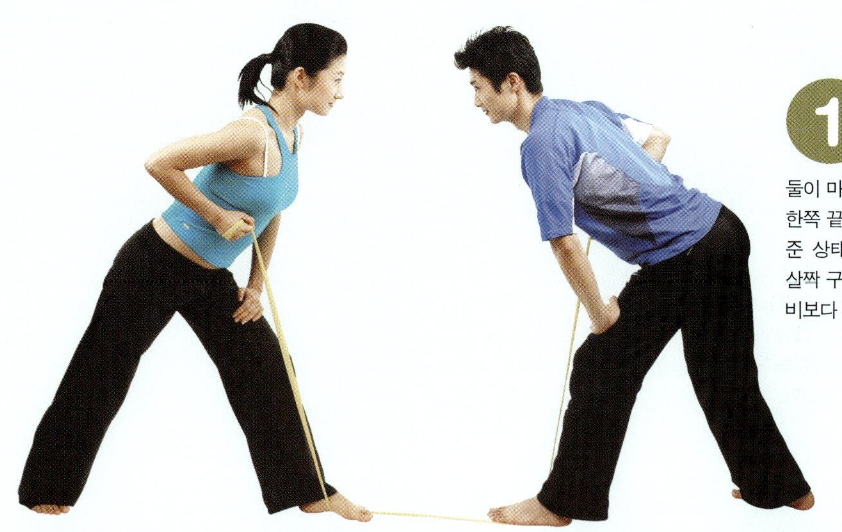

1

둘이 마주 서서 밴드 중앙부를 왼발로 딛고 한쪽 끝을 오른손으로 잡는다. 등허리를 펴 준 상태에서 허리를 숙인다. 왼쪽 무릎은 살짝 구부려 왼팔을 얹고 오른발은 어깨 너비보다 뒤에 놓는다.

2

둘이 동시에 숨을 들이마셨다가 내쉬면서 밴드를 뒤로 당긴다. 이 때 밴드를 잡은 오른팔은 어깨와 발꿈치가 수평이 되도록 한다. 숨을 들이마시면서 처음 자세로 돌아온다. 반대편도 똑같이 실시한다. 번갈아 12회 3세트 실시한다.

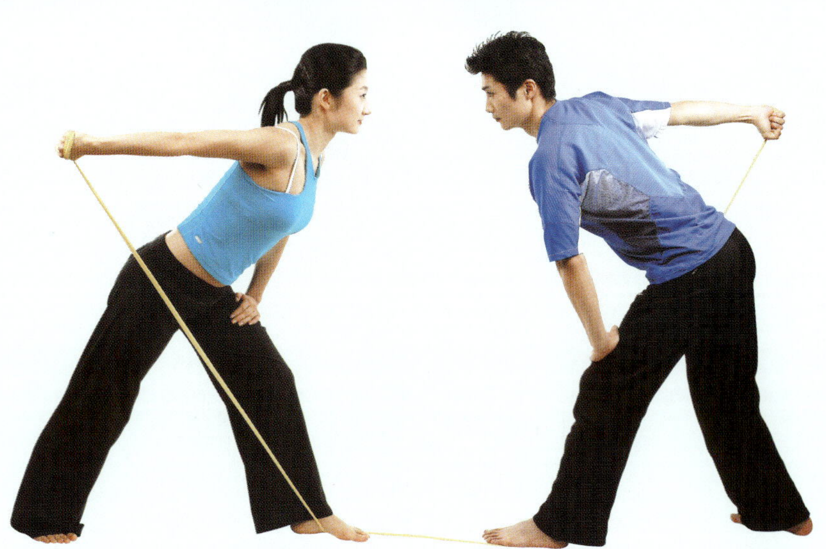

Mr.Doo's Advice

허리를 펴주는 것을 잊지 않도록 한다. 어깨와 발꿈치가 수평을 유지할 수 있도록 고정시켜준다.

팔 앞으로 밀기

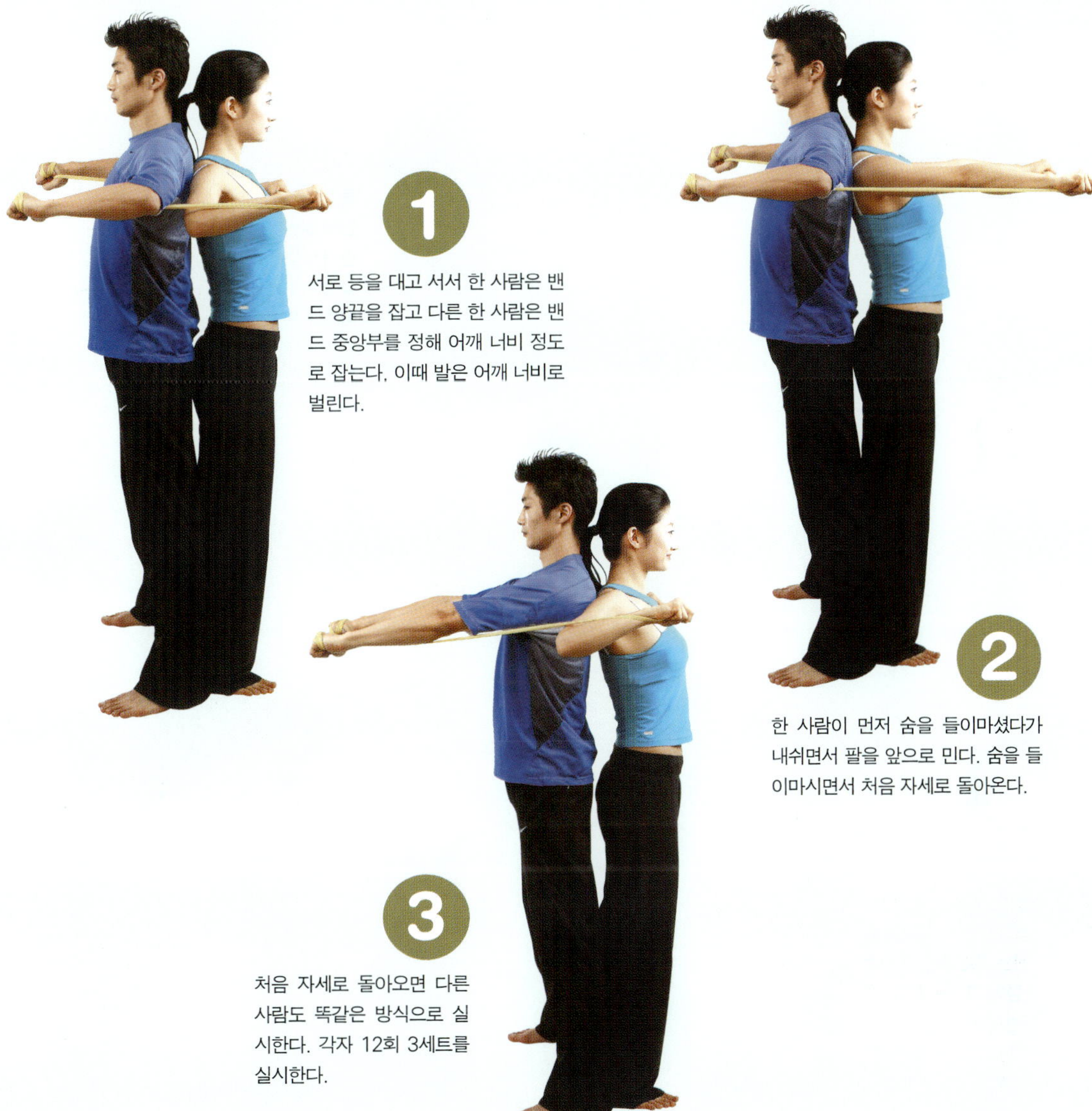

1 서로 등을 대고 서서 한 사람은 밴드 양끝을 잡고 다른 한 사람은 밴드 중앙부를 정해 어깨 너비 정도로 잡는다. 이때 발은 어깨 너비로 벌린다.

2 한 사람이 먼저 숨을 들이마셨다가 내쉬면서 팔을 앞으로 민다. 숨을 들이마시면서 처음 자세로 돌아온다.

3 처음 자세로 돌아오면 다른 사람도 똑같은 방식으로 실시한다. 각자 12회 3세트를 실시한다.

Mr.Doo's Advice

서로 동시에 진행해도 좋고 서로 번갈아 가면서 진행해도 좋다. 단 가슴의 힘으로 민다는 것을 잊지 말고 가슴에 집중하면서 진행하도록 한다.

앉아서 당기기

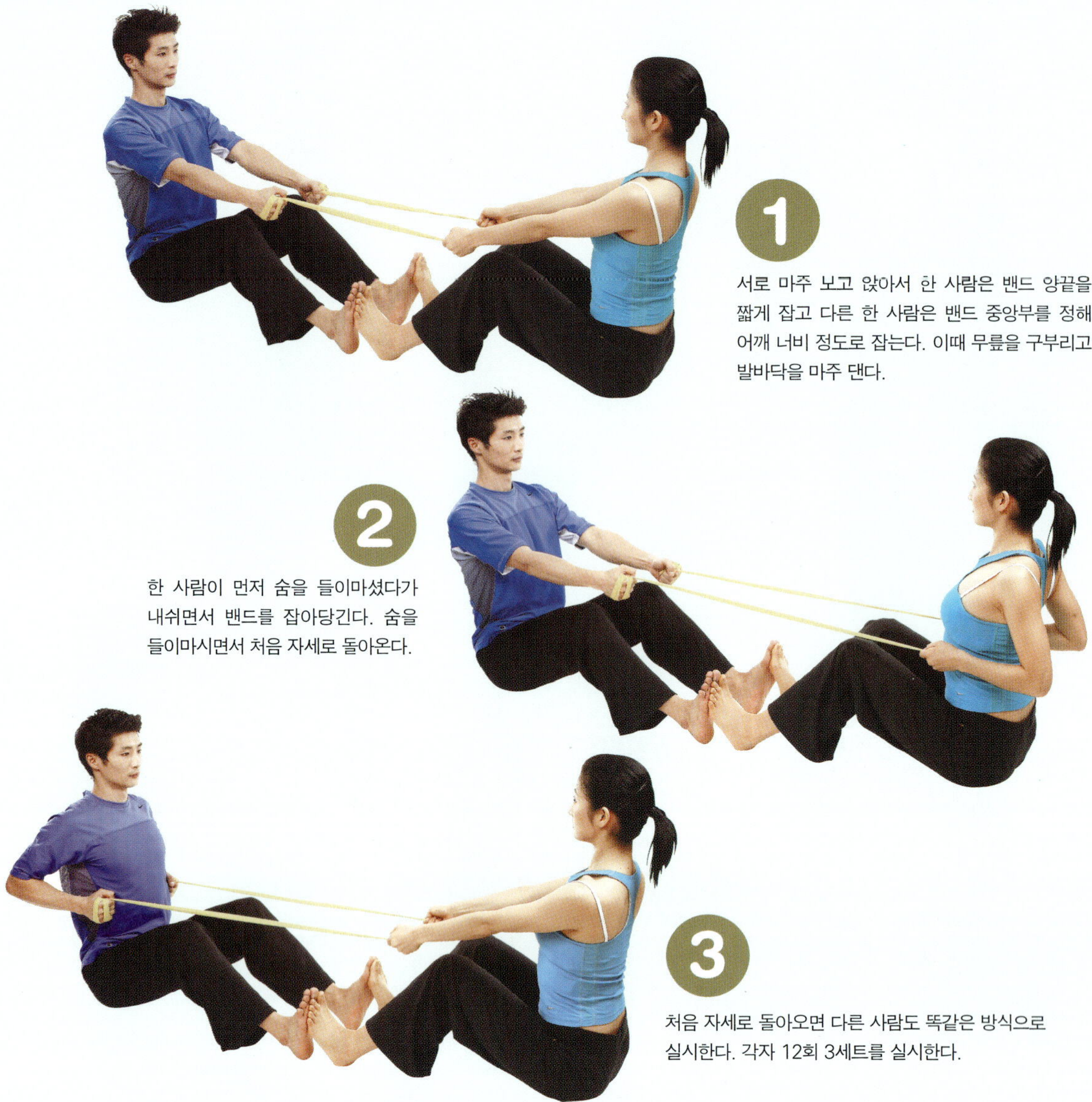

1

서로 마주 보고 앉아서 한 사람은 밴드 양끝을
짧게 잡고 다른 한 사람은 밴드 중앙부를 정해
어깨 너비 정도로 잡는다. 이때 무릎을 구부리고
발바닥을 마주 댄다.

2

한 사람이 먼저 숨을 들이마셨다가
내쉬면서 밴드를 잡아당긴다. 숨을
들이마시면서 처음 자세로 돌아온다.

3

처음 자세로 돌아오면 다른 사람도 똑같은 방식으로
실시한다. 각자 12회 3세트를 실시한다.

Mr.Doo's Advice

무릎을 구부릴 때 양 무릎이 벌어지지 않도록 한다. 허리를
펴주는 것도 잊지 마라.

한 다리 앞으로 들기 커플 밴드

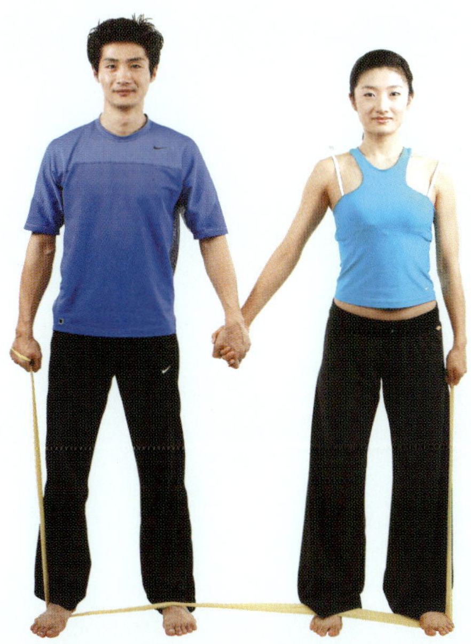

서로 손을 잡고 서서 다리를 어깨 너비로 벌려준다. 바깥쪽 발로 밴드를 밟고 안쪽 발목을 밴드에 건 다음 바깥쪽 손으로 밴드를 잡는다.

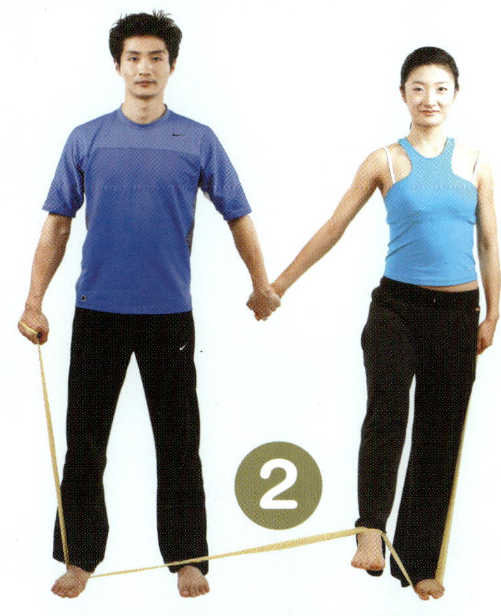

한 사람이 먼저 숨을 들이마셨다가 내쉬면서 발목에 걸친 밴드를 45도 앞으로 들어올린다. 숨을 들이마시면서 처음 자세로 돌아온다.

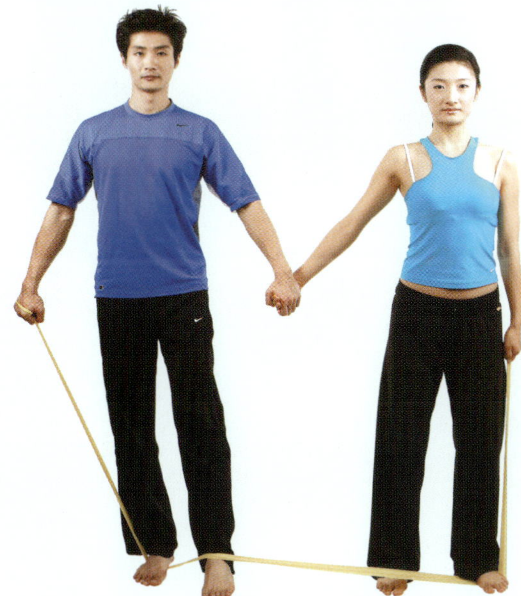

처음 자세로 돌아오면 다른 사람도 똑같은 방식으로 실시한다. 각자 12회 3세트를 실시한다.

Mr.Doo's Advice

발을 올릴 때 중심을 잡는 것이 힘들 수도 있다. 이럴 경우 상대방 손에 의지하면서 진행해도 좋다.

다리 옆으로 들기

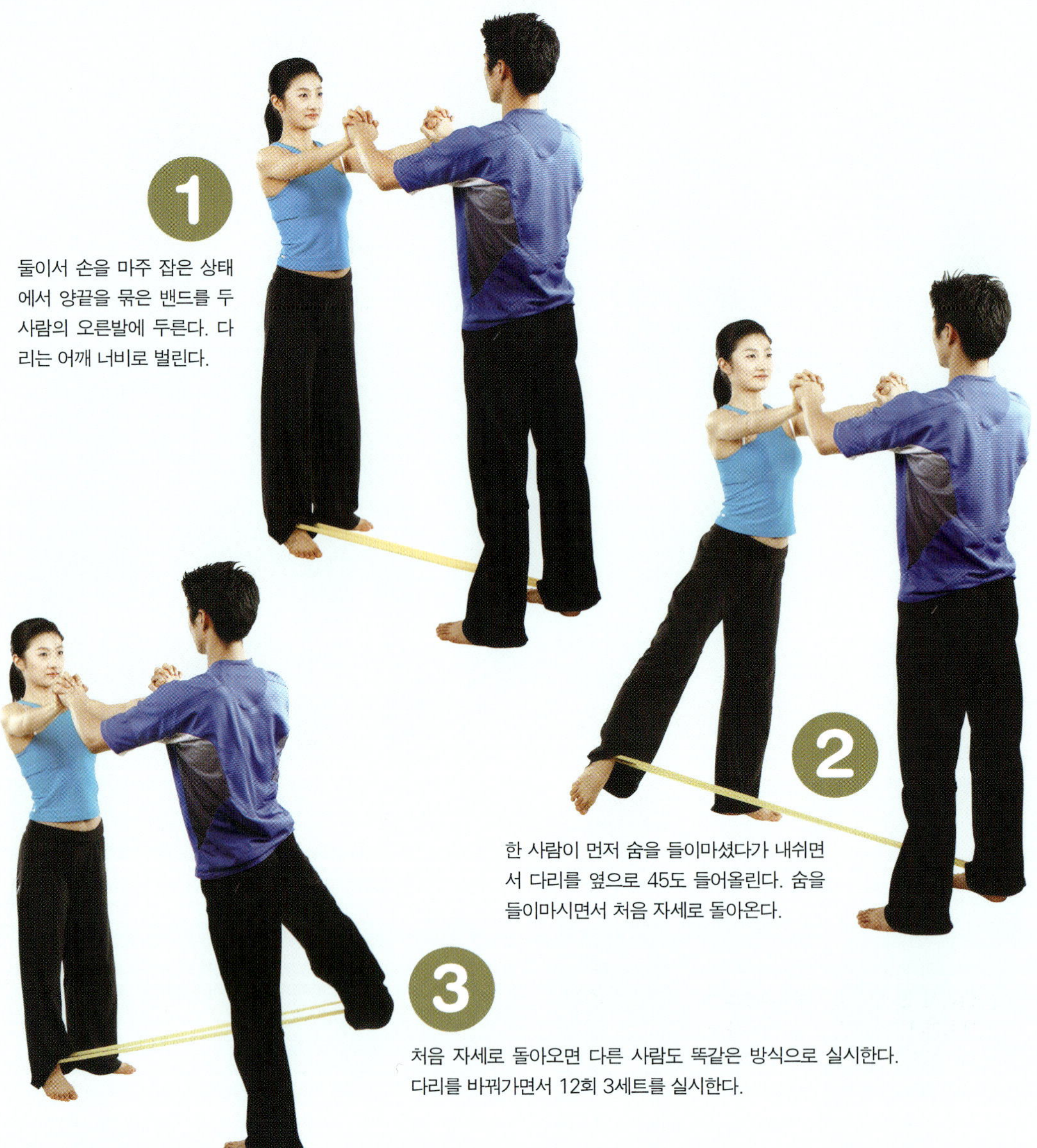

1 둘이서 손을 마주 잡은 상태에서 양끝을 묶은 밴드를 두 사람의 오른발에 두른다. 다리는 어깨 너비로 벌린다.

2 한 사람이 먼저 숨을 들이마셨다가 내쉬면서 다리를 옆으로 45도 들어올린다. 숨을 들이마시면서 처음 자세로 돌아온다.

3 처음 자세로 돌아오면 다른 사람도 똑같은 방식으로 실시한다. 다리를 바꿔가면서 12회 3세트를 실시한다.

Mr.Doo's Advice

다리를 옆으로 올릴 때 무릎, 허벅지, 엉덩이에 힘을 주면서 진행한다. 45도 정도 올려주고 너무 많이 올리지 않도록 주의한다.

커플 밴드

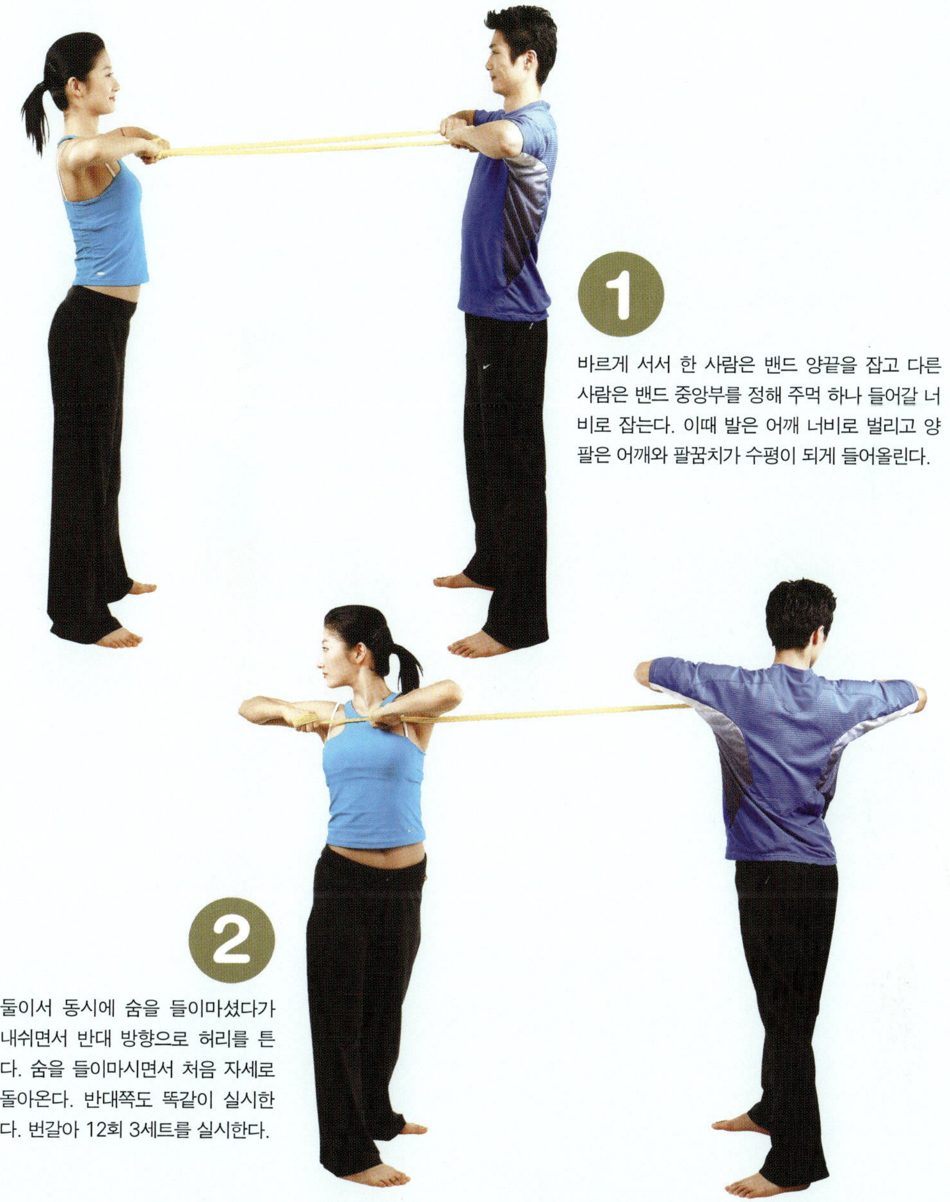

1

바르게 서서 한 사람은 밴드 양끝을 잡고 다른
사람은 밴드 중앙부를 정해 주먹 하나 들어갈 너
비로 잡는다. 이때 발은 어깨 너비로 벌리고 양
팔은 어깨와 팔꿈치가 수평이 되게 들어올린다.

2

둘이서 동시에 숨을 들이마셨다가
내쉬면서 반대 방향으로 허리를 튼
다. 숨을 들이마시면서 처음 자세로
돌아온다. 반대쪽도 똑같이 실시한
다. 번갈아 12회 3세트를 실시한다.

Mr.Doo's Advice

허리 펴주는 것을 잊지 않도록 하면서 어깨와 팔꿈치가 수평
이 되게 고정시킨다. 허리를 틀 때 시선은 팔꿈치를 본다.

윗몸 일으키기

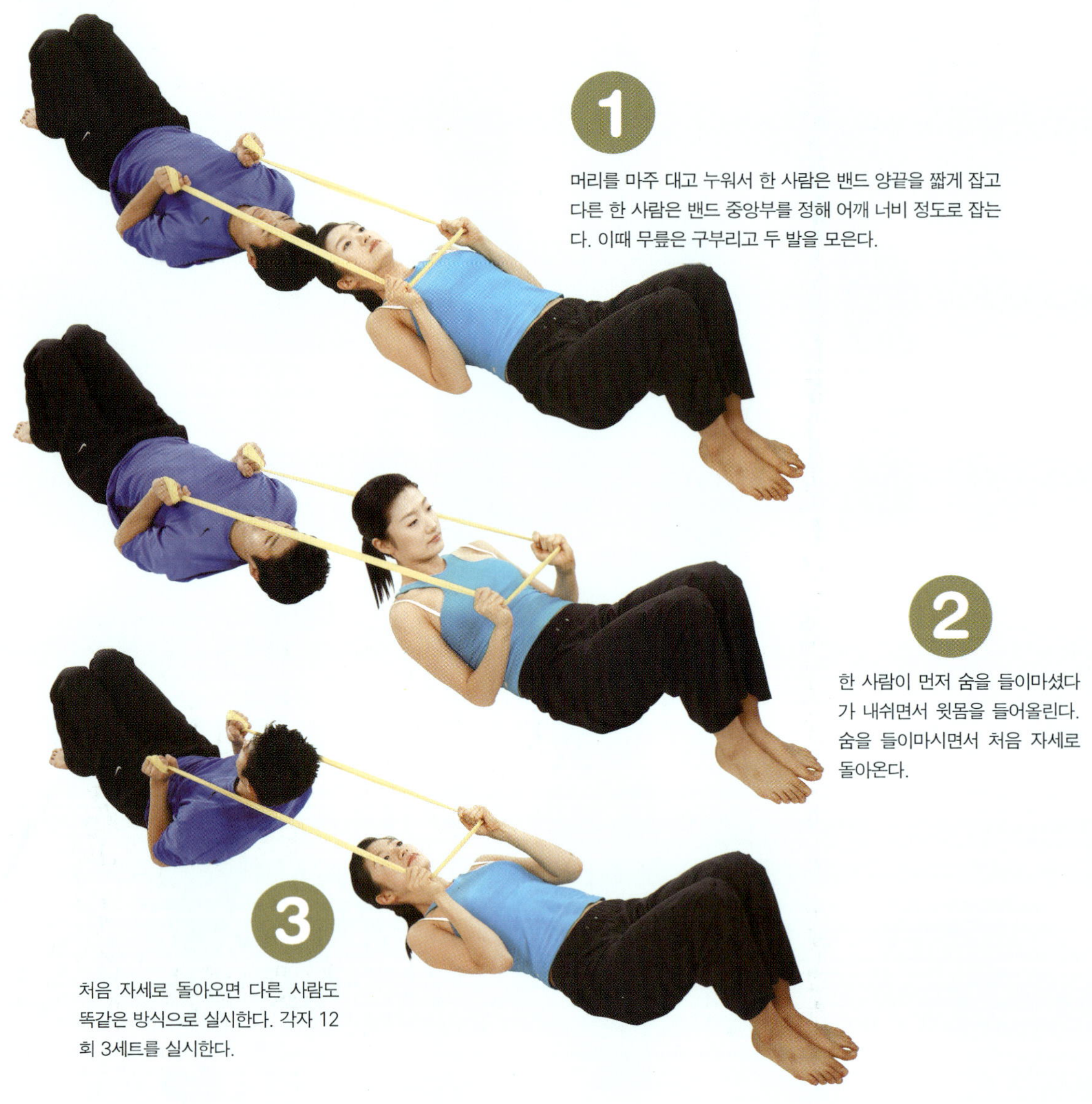

1

머리를 마주 대고 누워서 한 사람은 밴드 양끝을 짧게 잡고 다른 한 사람은 밴드 중앙부를 정해 어깨 너비 정도로 잡는다. 이때 무릎은 구부리고 두 발을 모은다.

2

한 사람이 먼저 숨을 들이마셨다가 내쉬면서 윗몸을 들어올린다. 숨을 들이마시면서 처음 자세로 돌아온다.

3

처음 자세로 돌아오면 다른 사람도 똑같은 방식으로 실시한다. 각자 12회 3세트를 실시한다.

Mr.Doo's Advice
양 팔꿈치는 옆구리에 고정시키고 윗몸을 올릴 때도 팔꿈치가 움직이지 않도록 한다.